胃癌临床多学科综合
诊断与鉴别诊断

主编　李其云　张慧卿

辽宁科学技术出版社
LIAONING SCIENCE AND TECHNOLOGY PUBLISHING HOUSE

拂石医典
FU SHI MEDBOOK

图书在版编目（ＣＩＰ）数据

胃癌临床多学科综合诊断与鉴别诊断 / 李其云 , 张慧卿主编 . — 沈阳 : 辽宁科学技术出版社 , 2023.7
    ISBN 978-7-5591-3055-6

Ⅰ . ①胃… Ⅱ . ①李… ②张… Ⅲ . ①胃癌－鉴别诊断 Ⅳ . ① R735.2

中国国家版本馆 CIP 数据核字（2023）第 103381 号

出版发行：辽宁科学技术出版社
　　　　　北京拂石医典图书有限公司
　　　　　地址：北京海淀区车公庄西路华通大厦 B 座 15 层
联系电话：010-57262361/024-23284376
E-mail：fushimedbook@163.com
印 刷 者：北京天恒嘉业印刷有限公司
经 销 者：各地新华书店

幅面尺寸：170mm×235mm
字　　数：207 千字　　　　　　　　　　印　　张：13.75
出版时间：2023 年 7 月第 1 版　　　　　印刷时间：2023 年 7 月第 1 次印刷

责任编辑：陈　颖　刘轶然　　　　　　　责任校对：梁晓洁
封面设计：潇　潇　　　　　　　　　　　封面制作：潇　潇
版式设计：天地鹏博　　　　　　　　　　责任印制：丁　艾

如有质量问题，请速与印务部联系　　　　联系电话：010-57262361

定　　价：96.00 元

临床恶性肿瘤多学科综合诊断与鉴别诊断丛书

传承创新

提高诊疗水平

造福癌症患者

辛卯冬日　孙燕

主编简介

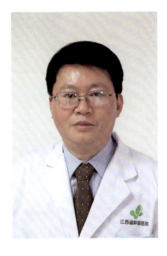

李其云　医学博士，主任医师，教授，硕士研究生导师。

江西省肿瘤医院腹部肿瘤外科主任。江西省抗癌协会常务理事，江西省医学会外科学分会副主任委员，江西省抗癌协会第四、第五届大肠癌专业委员会主任委员，江西省抗癌协会第三、第四届胃癌专业委员会副主任委员，江西省抗癌协会第一、第二届胰腺癌专业委员会副主任委员，江西省整合医学学会外科学分会副主任委员，江西省研究型医院学会胃肠外科分会副主任委员，中国抗癌协会第二、三、四届大肠癌专业委员会委员，中国抗癌协会第二届胰腺癌专业委员会委员，中国医师协会外科医师分会结直肠外科医师委员会委员，中国医师协会结直肠肿瘤专业委员会外科专委会委员及腹膜肿瘤专委会委员，海峡两岸医药卫生交流协会消化道外科专业委员会常务委员，全国肝胆病咨询专家，国际肝胆胰协会中国分会转移性肝癌专业委员会委员，中共江西省委干部保健委员会保健专家，江西省卫生系统首批学术和技术带头人培养对象。《中国肿瘤外科杂志》编委、《实用癌症杂志》常务编委、《中国肿瘤临床杂志》特约审稿专家。

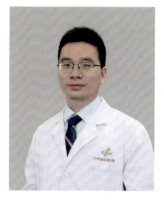

　　张慧卿　江西省肿瘤医院党委委员，江西省肿瘤化疗中心主任，消化肿瘤内科主任医师、硕士生导师，美国MD安德森癌症中心访问学者，中国抗癌协会青年理事会理事，CSCO青年专家委员会委员，江西省医学会肿瘤内科学分会副主任委员，江西省抗癌协会肿瘤化疗专业委员会主任委员，江西省抗癌协会大肠癌专业委员会副主任委员，江西省抗癌协会肿瘤靶向治疗专委会青委会主任委员，江西省主要学科学术和技术带头人——领军人才，江西省卫生健康突出贡献中青年专家，江西省百千万人才工程人选，江西省青年科学家培养对象，2021江西最美医生。

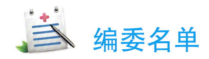 编委名单

主　　编　李其云　张慧卿

副 主 编　吴　昆　黄传生

参加编写人员

　　　　　陈志军　舒禹先　闫康鹏　阎　岚

　　　　　胡继龙　邹　俊　洪丹丹　吴芳庚

　　　　　彭德新

编写单位　江西省肿瘤医院

前　言

　　胃癌是世界范围内最常见的恶性肿瘤之一，全球 40% 以上的胃癌发生在中国。近年来，我国胃癌的防治水平取得了长足进步，5 年生存率由 15% 提高至 31%。我国胃癌呈现以下特点：与高盐饮食和幽门螺杆菌感染密切相关；早期胃癌比率低（15% 左右）；晚期胃癌患者接受二线以上治疗的比例较高。

　　胃癌是典型的"病从口入"的疾病，随着我国生活水平的提高，老百姓更加关注健康，对胃癌的病因有了全面的认知，并逐步改掉不良的生活习惯，比如，家庭冰箱的普及、腌制品等高盐食物摄入的减少、公筷的普遍使用等，使得我国胃癌发病人数出现减少的趋势。

　　胃癌的早发现、早诊断、早治疗十分重要。胃癌发病隐匿，早期一般没有症状，进展期的临床表现与良性胃病（如胃炎、胃溃疡）比较类似，导致基层医院的消化内科门诊大夫容易误诊。因此，提高基层医院医生的诊断意识加深广大居民对胃癌报警症状的了解，让患者及早进行电子胃镜的检查和病理诊断，大有裨益。

　　胃癌是异质性很强的一类疾病。近年来，胃癌的诊治不断走向精准化。选择恰当的影像检查方法，确定准确的临床分期，是诊治路径的起点，进而基于分期来判断是否进行新辅助治疗、转化治疗；是否直接手术切除或者接受姑息治疗。胃癌最普遍的精准化体现在病理诊断的生物标志物的检测上，明确 HER-2、PD-L1、MMR/MSI 等表达情况，分层管理，判断病人是否符合靶向治疗的条件，若符合，采取何种靶向治疗，或者进行免疫治疗获益。精准化和个体化的同时，胃癌的诊疗也强调 MDT（Multi-Disciplinary Treatment，多学科会诊讨论）和 HIM（Holistic Integrative Medicine，整体整合医学），并关注心理、营养等问题，制订个体化整合诊治方案，以达到最优的诊治效果。

鉴于此，我们邀请胃癌学科不同领域的知名专家，对胃癌的病因学、实验室诊断、病理学诊断、影像学诊断和临床诊断路径等方面进行分门别类的详细阐述，紧跟前沿，图文并茂。广大临床医生通过阅读本书，一定会有所启发和收获，助力我国胃癌的诊治走向规范化、精准化和整合化。

李其云　张慧卿
2022 年 2 月

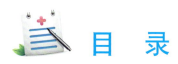

目　录

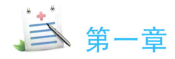

第一章
胃的解剖概述

一、位置与毗邻

胃中度充盈时大部分位于左季肋区，小部分位于腹上区，胃贲门在第 11 胸椎左侧；幽门在第 1 腰椎下缘右侧。活体胃的位置常因体位、呼吸，胃的充盈程度及肠管的状态而变化。

胃前壁右侧份邻接左半肝，左侧份上部紧邻膈，下部接触腹前壁，此部移动性大，通常称为胃前壁的游离区。胃后壁隔网膜囊与胰、左肾上腺、左肾、脾、横结肠及其系膜相毗邻，这些器官共同形成胃床。

二、网膜与韧带

（一）大网膜

连接于胃大弯与横结肠之间，呈围裙状下垂，覆盖于空肠、回肠和横结肠的前方。大网膜由 4 层腹膜构成，前两层由胃和十二指肠上部的前、后两层腹膜向下延伸而形成，降至脐平面稍下方，前两层向后返折向上，形成大网膜的后两层，连于横结肠并叠合成横结肠系膜，贴于腹后壁。大网膜前两层与后两层之间的潜在性腔隙是网膜囊的下部，随着年龄的增长，大网膜前两层和后两层常粘连愈合，致使其间的网膜囊下部消失。连于胃大弯和横结肠之间的大网膜前两层形成胃结肠韧带。大网膜内含有血管、脂肪和巨噬细胞，后者有重要的免疫防御功能。大网膜的长度因人而异，活体上大网膜的下垂部分常可移动。当腹膜腔内有炎症时，大网膜可包围病灶以防止炎症扩散蔓延，故有"腹腔卫士"之称。小儿的大网膜较短，一般在脐平面以上，因此当阑尾炎或其他下腹部炎症时，病灶区不易被大网膜包裹而局限化，常导致弥漫性腹膜炎。

（二）小网膜

由肝门移行于胃小弯和十二指肠上部的双层腹膜结构。由肝门连于胃小弯的部分为肝胃韧带；肝门连于十二指肠上部之间的部分为肝十二指肠韧带，其内有位于右前方的胆总管、左前方肝固有动脉及两者之间后方的肝门静脉。小网膜的右缘游离，后方为网膜孔，经此孔可进入网膜囊。

（三）网膜囊和网膜孔

网膜囊是小网膜和胃后壁与腹后壁的腹膜之间的一个偏窄间隙，又称小腹膜腔，为腹膜腔的一部分。网膜囊借肝十二指肠韧带后方的网膜孔与腹膜腔相交通。网膜囊有6个壁：前壁为小网膜、胃后壁的腹膜和胃结肠韧带；后壁为横结肠及其系膜以及覆盖在胰、左肾、左肾上腺等处的腹膜；上壁为肝尾状叶和膈下方的腹膜；下壁为大网膜前、后两层的结合处；左侧为脾、胃脾韧带和脾肾韧带；右侧借网膜孔通向腹膜腔的其余部分。连于膈肝静脉韧带裂和肝门与胃小弯和十二指肠上部之间的双层腹膜，其左侧部从肝门连于胃小弯称肝胃韧带；右侧部从肝门连至十二指肠上部称肝十二指肠韧带。小网膜右侧为游离缘，其后方为网膜孔。

（四）胃脾韧带

由胃大弯左侧部连于脾门，为双层腹膜结构，其上部内有胃短血管，下份有胃网膜左动、静脉。

（五）胃胰韧带

由胃幽门窦后壁至胰头、胰颈或胰颈与胰体的移行部的腹膜皱襞。施行胃切除术时需将此韧带切开并进行钝性剥离，才能游离出幽门与十二指肠上部的近侧份。

（六）胃膈韧带

由胃底后面连至膈下，为双层腹膜结构，两层相距较远，使部分胃后壁缺少腹膜覆盖而形成胃裸区。全胃切除术时先切断此韧带方可游离胃贲门部和食管。

三、血管与淋巴引流

（一）动脉

来自腹腔干及其分支，先沿胃大小弯形成两个动脉弓，再由动脉弓发出许多小支至胃前后壁，在胃壁内进一步分支吻合成网。

1. **胃左动脉**　起于腹腔干向左上方走行至贲门附近，然后转向前下，在肝胃韧带两层之间沿胃小弯向右下走行，终支多与胃右动脉吻合。胃左动脉在贲门处分出食管支营养食管；行经胃小弯时分 5~6 支至胃前、后壁。胃大部切除术常在第 1、2 胃壁分支间切断胃小弯。偶尔肝固有动脉左支或副肝左动脉（临床上称之为"迷走肝左动脉"）起于胃左动脉，故胃手术时切忌盲目结扎。

2. **胃右动脉**　起于肝固有动脉，也可起于肝固有动脉左支、肝总动脉或胃十二指肠动脉，下行至幽门上缘，转向左上，在肝胃韧带内沿胃小弯走行，终支多与胃左动脉吻合成胃小弯动脉弓，沿途分支至胃前、后壁。

3. **胃网膜右动脉**　起于胃十二指肠动脉，在大网膜前两层腹膜间沿胃大弯左行终支与胃网膜左动脉吻合沿途分支营养胃前后壁和大网膜。

4. **胃网膜左动脉**　起于脾动脉末端或其脾支，经胃脾韧带入大网膜前两层腹膜间，沿胃大弯右行，终支多与胃网膜右动脉吻合，形成胃大弯动脉弓，行程中分支至胃前、后壁和大网膜。胃大部切除术常从其第 1 胃壁支与胃短动脉间在胃大弯侧切断胃壁。

5. **胃短动脉**　起于脾动脉末端或其分支，一般分 3~5 支，经胃脾韧带至胃底前、后壁。

6. **胃后动脉**　出现率约 72%，大多有 1~2 支，起于脾动脉或其上极支，上行于网膜囊后壁腹膜后方，经胃膈韧带至胃底后壁，分布于胃体后壁的上部。

此外左膈下动脉也可分 1~2 小支分布于胃底上部和贲门。这些小支对胃大部切除术后保证残留胃的血供有一定意义。

（二）静脉

胃的静脉多与同名动脉伴行，均汇入肝门静脉系统。胃右静脉沿胃小弯右行，注入肝门静脉，途中收纳幽门前静脉，后者在幽门与十二指肠交界处前面上行，是辨认幽门的标志。胃左静脉又称胃冠状静脉，沿胃小弯左行，至贲门处转向右下，汇入肝门静脉或脾静脉。胃网膜右静脉沿胃大弯右行，注入肠系膜上静脉。胃网膜左静脉沿胃大弯左行，注入脾静脉。胃短静脉来自胃底静脉经胃脾韧带注入脾静脉，此外多数人还有胃后静脉由胃底后壁经胃膈韧带和网膜囊后壁腹膜后方注入脾静脉。

（三）淋巴引流

胃的淋巴管分区回流至胃大、小弯血管周围的淋巴结群，最后汇入腹腔淋巴结。胃各部淋巴回流虽大致有一定方向，但因胃壁内淋巴管有广泛吻合，故几乎任何一处的胃癌皆可侵及胃其他部位相应的淋巴结。

1. 贲门淋巴结（1、2组）　位于贲门周围，收集贲门附近的淋巴液，注入腹腔淋巴结：1组（贲门右）：CT 示位于贲门右前方，紧邻贲门；与3组分界：胃左动脉上行进入胃壁的第一分支，位于此支以上者为1组；贲门癌、胸中下段食管癌转移率高。 2组（贲门左）：CT 示位于贲门的左侧和上方，是腹腔出现的第一组淋巴结；沿着左膈下动脉贲门食管支分布；胃窦癌转移率低于1%，远端胃切除时不清扫2组淋巴结；胸中下段食管癌转移率高，易漏诊。

2. 胃左、右淋巴结（3、4组）　沿同名血管排列，分别收纳胃小弯侧胃壁相应区域的淋巴，输出管注入腹腔淋巴结。3组（胃小弯）：3a（与胃壁相贴）与3b的大体分界为胃角；3a沿着胃左动脉分布；3b与5组的大体分界：幽门管近端，3b组沿着胃右动脉小弯侧分布，为向胃小弯的第一分支左侧的淋巴结；3组是任何位置胃癌的第一站淋巴结。4组（胃大弯）：4sa：沿胃短动脉分布，与胃壁相贴，位于脾轮廓之内；4sb：沿胃网膜左动脉分布；4d：沿胃网膜右动脉分布，向大弯侧的第一分支的左侧淋巴结；4sb与4d分界为胃角。

胃 CT 示分为两个腔时：位于最外面的两侧边缘为大弯，位于中间的两个边缘为小弯。

3. 幽门上下淋巴结（5、6组）　在幽门上下方收集胃幽门部的淋巴液。幽门下淋巴结还收集胃网膜右淋巴结以及十二指肠上部和胰头的淋巴液。幽门上下淋巴结的输出管汇入腹腔淋巴结。5组为幽门上方的淋巴结，沿胃右动脉分布；胃右动脉40%起源于肝固有动脉，其余发自肝总动脉或胃十二指肠动脉；胃右动脉10%缺如；5组与3d分界为胃右动脉向胃小弯分出的第一支处；近端胃和远端胃5组转移率均较高（14%、35%），为胃癌的第一站；6组为幽门下淋巴结，CT示位于幽门管下面及大弯侧；胃网膜右动脉根部到胃大弯发出第一支；也是胃癌第一站淋巴结，转移率较高，尤其远端胃癌，转移率为24.39%。

4. 胃左动脉干淋巴结（7组）　沿胃左动脉主干分布。范围：为胃左动脉根部到上行支分叉部；胃癌转移率高：45%（第1站）；胃癌单一组淋巴结转移：9%；属于食管癌的区域淋巴结。

5. 肝总动脉干淋巴结（8组）　分为8a及8p组：8a组为肝总动脉前面与上缘（第2站），最典型的位于肝总动脉与胰颈之间；8p位于肝总动脉后缘（第3站）；食管癌8a属于区域淋巴结，8p属于远处转移。

6. 腹腔动脉周围淋巴结（9组）　位于腹腔干周围，肝总动脉、脾动脉、胃左动脉根部的淋巴结；贲门癌、胃窦和胃体癌的转移率为17%、16%（第2站）。

7. 脾门淋巴结（10组）　位于胰尾远端的脾动脉周围、脾门部的淋巴结，胃短动脉根部和含至胃网膜左动脉的胃大弯的第一支淋巴结；近端胃癌，尤其大弯侧者易转移至10组；胃窦癌10组淋巴结转移率不足1%。

8. 脾动脉干淋巴结（11组）　沿着脾动脉干（胰腺上缘）分布，包括胰尾后面的淋巴结，分为11p、11d；11p位于近端脾动脉旁（脾动脉近1/2），11d：远端脾动脉旁，胃窦癌中11p转移率较高，11d不足2%；近端胃癌11p和11d转移率均较高；11p是食管癌区域淋巴结，11d为远处转移。

9. 肝十二指肠韧带淋巴结（12组）　位于肝十二指肠韧带内：肝门、门腔间隙淋巴结，分为12a、12b、12p三组，12a：沿肝固有动脉分布；12b：沿胆总管分布；12p：沿门静脉分布（门静脉后）。胃癌12组转移率较低：5%～12%。12p和12b更低。远端胃或全胃切除时为第2站。肝癌、胆管细胞癌、胆囊癌常见12组转移。

5

10. **胰头后淋巴结（13 组）**　位于胰头后面，内侧界为门静脉左缘，上界为胰腺上缘：13a 为胰头后上部淋巴结，13b 为胰头后下部淋巴结。13 组淋巴结转移率较低，2.53%；几乎均发生在 12 组淋巴结转移基础上。

11. **肠系膜根部淋巴结（14 组）**　分布于肠系膜上动静脉根部：14v：肠系膜上静脉前面，上缘为胰腺，下界为结肠静脉分支部，左侧缘为肠系膜上静脉左侧缘；14a：沿着肠系膜上动脉分布。胃癌转移率较低：早期胃癌 14v 转移率为 0，总体转移率为 2.14%，且均存在 6 组淋巴结转移。

12. **结肠中动脉周围淋巴结（15 组）**　位于横结肠系膜内和中结肠动脉旁，胃癌属于远处转移；胃癌转移率极低。

13. **主动脉周围淋巴结（16 组）**　16a1 位于主动脉裂孔（膈肌包绕的约 4~5cm，膈脚后）；16a2 位于腹腔干上缘至左肾静脉下缘；16b1 位于左肾静脉下缘至肠系膜下动脉，16b2 为肠系膜下动脉水平至腹主动脉分叉部；16 组属于远处转移，即使手术清扫后也不能改善预后。

14. **胰头前部（17 组）**　位于胰头部前面，附着于胰腺及胰腺被膜下存在的淋巴结；沿着胰十二指肠前动脉弓分布；与 13 组淋巴结（胰头后）相对应。

15. **胰下淋巴结（18 组）**　位于胰腺体尾交界部下缘。

16. **膈下淋巴结（19 组）**　沿膈下动脉分布，位于膈肌腹侧面。

17. **其他途径**　胃的淋巴管与邻近器官亦有广泛联系，故胃癌细胞可向邻近器官转移。另外，还可通过食管的淋巴管和胸导管末段逆流至左锁骨上淋巴结。

四、神经

胃的运动神经有交感神经和副交感神经，感觉神经为内脏感觉神经。

（一）交感神经

胃的交感神经节前纤维起于第 6~10 胸节段脊髓灰质侧角，经白交通支穿经交感干，经内脏大、小神经至腹腔神经丛内腹腔神经节，在节内交换神经元，发出节后纤维，随腹腔干的分支至胃壁。交感神经抑制胃的分泌和蠕动，增强幽门括约肌的张力，并使胃的血管收缩。

（二）副交感神经

胃的副交感神经节前纤维来自迷走神经背核。迷走神经前干下行于食管腹段前面，约在食管中线附近浆膜的深面。手术寻找前干时，需切开此处浆膜，方可显露。前干在胃贲门处分为肝支与胃前支。肝支有 1~3 条，于小网膜内右行参加肝丛。胃前支伴胃左动脉在小网膜内距胃小弯约 1cm 处右行，沿途发出 4~6 条小支与胃左动脉的胃壁支相伴行而分布至胃前壁，最后于胃角切迹附近以"鸦爪"形分支分布于幽门窦及幽门管前壁。迷走神经后干贴食管腹段右后方下行，至胃贲门处分为腹腔支和胃后支。腹腔支循胃左动脉起始段入腹腔丛；胃后支沿胃小弯深面右行，沿途分出小支伴随胃左动脉的胃壁支至胃后壁，最后也以"鸦爪"形分支分布于幽门窦及幽门管的后壁。迷走神经各胃支在胃壁神经丛内换元，发出节后纤维，支配胃腺与肌层，通常可促进胃酸和胃蛋白酶的分泌，并增强胃的运动。

高选择性迷走神经切断术是保留肝支，腹腔支和胃前、后支的"鸦爪"形分支；切断胃前、后支的其他全部胃壁分支的手术。此法既可减少胃酸分泌，达到治疗溃疡的目的，又可保留胃的排空功能及避免肝、胆、胰、肠的功能障碍。

（三）内脏传入纤维

胃的感觉神经纤维分别随交感神经进入脊髓，随副交感神经进入延髓。胃的痛觉冲动主要随交感神经通过腹腔丛和交感干传入脊髓第 6 ~ 10 胸节段。胃手术时，封闭腹腔丛可阻滞痛觉的传入。胃手术时，过度牵拉强烈刺激迷走神经，偶可引起心搏骤停，虽属罕见，但后果严重，值得重视。

五、腹膜

为覆盖于腹、盆腔壁内和腹、盆腔脏器表面的一层薄而光滑的浆膜，呈半透明状。衬于腹、盆腔壁内的腹膜称为壁腹膜或腹膜壁层，由壁腹膜返折并覆盖于腹、盆腔脏器表面的腹膜称为脏腹膜或腹膜脏层。壁腹膜和脏腹膜互相延续、移行，共同围成不规则的潜在性腔隙，称为腹膜腔，腔内仅有少量浆液。男性腹膜腔为一封闭的腔隙；女性腹膜腔则借输卵管腹腔口，经输卵管、子宫、阴道与外界相通。

　　腹膜具有分泌、吸收、保护、支持、修复和固定脏器等功能。分泌少量浆液（正常情况下维持约 100~200ml），可润滑、减少摩擦。一般认为，上腹部，特别是膈下区的腹膜吸收能力较强，所以腹腔炎症或手术后的病人多采取半卧位，使有害液体流至下腹部，以减缓腹膜对有害物质的吸收。腹膜和腹膜腔内浆液中含有大量巨噬细胞，可吞噬细菌和有害物质。因此具有防御功能，腹膜有较强的修复和再生能力，所分泌的浆液中含有纤维素，其粘连作用可促进伤口的愈合和炎症的局限化，但若手术操作粗暴，或腹膜在空气中暴露时间过久，也可因此作用而造成肠袢纤维性粘连等后遗症。

（舒禹先）

参考文献

[1] 崔慧先，李瑞锡，张绍祥，等.局部解剖学，第 9 版 [M].北京：人民卫生出版社，2018：95-148.

[2] 柏树令，应大君，丁文龙，等.系统解剖学，第 9 版 [M].北京：人民卫生出版社，2019：105-107.

[3] 汤煜春，于德新，任福欣.数字人连续横断层解剖学彩色图谱腹部分册外科 [M].济南：山东科学技术出版社，2020：54-128.

[4] 李晔雄，殷蔚伯，王绿化，等.肿瘤放射治疗学第五版 [M].北京：中国协和医科大学出版社，2018：1139-1142.

[5] Lorrie，L，Kelley，高艳，等.断层影像解剖学第三版 [M].北京:北京科学技术出版社，2019（6）：453-458.

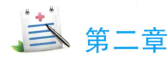

第二章

胃癌的流行病学现状

胃癌是常见的消化系统恶性肿瘤之一，依据世界卫生组织（World Health Organization，WHO）国际癌症研究机构（International Agency for Research on Cancer，IARC）发布的 GLOBOCAN 项目统计数据，在 2020 年全世界范围内有 1 089 103 例胃癌新发病例（占所有诊断癌症病例的 5.6%）和 768 793 例与胃癌有关的死亡病例。胃癌发病率仅次于乳腺癌、肺癌、结直肠癌、前列腺癌，是第五大常见癌症类型；同时死亡率占 2020 年所有癌症死亡人数的 7.7%，相当于每 13 例中就有 1 例，使其成为继肺癌、结直肠癌和肝癌之后癌症相关死亡的第四大常见原因。在不同性别的发病率中，男性发病率为女性的 2 倍，其中男性胃癌发病率为 15.8/10 万人，女性为 7.0/10 万人。死亡率方面，男性为 11/10 万人，女性为 4.9/10 万人。同时胃癌的发病率在全世界不同地区之间也存在较大差异，男性和女性胃癌发病率最高的均位于东亚（男性为 32.5/10 万人和女性为 13.2/10 万人），其次为东欧（男性为 17.4/10 万人；女性为 7.1/10 万人）和南美洲（男性为 12.1/10 万人；女性为 6.0/10 万人）；而南非、西非和北美为相对低风险地区。

根据中国国家癌症中心（NCC）最新公布的 2016 年全国癌症统计数据，我国胃癌的发病率为 28.68/10 万人，位列所有肿瘤发病率的第 3 位，其中男性为 39.02/10 万人，女性为 17.82/10 万人，男性发病率为女性的 2 倍。胃癌的

9

死亡率为 20.87/10 万人，在所有恶性肿瘤中排名第 3 位，其中男性为 28.27/10 万人，女性为 13.1/10 万人。我国胃癌发病率和死亡率同样存在明显的地区差异，从西北黄土高原向东至东北辽东半岛，沿海南下胶东半岛至江、浙、闽地区为高发区，而广东、广西等的发病率很低。高低发病地区的胃癌发病率相差 17.1 倍，病死率相差 21.5 倍。高发病区青海、宁夏、甘肃的胃癌病死率均超过 35/10 万人，是全国胃癌平均病死率的 1.5 倍。另外，我国胃癌的发生具有种族差异性。回族、藏族人群的胃癌发病率明显高于汉族人群，可能与生活、饮食习惯差异有关。

过去的几十年来，全球范围内胃癌发病率和死亡率呈现出不同程度的下降趋势，但它仍然是癌症相关死亡的第四大原因。而且由于我国人口基数大，近乎一半的胃癌病例发生在我国，这造成了巨大的疾病负担。大量研究表明，胃癌的预后与诊治时机密切相关，早期胃癌预后良好，5 年生存率超过 90%；然而进展期胃癌的 5 年生存率将急剧下降，可从 Ⅱ 期的 60% 降至 Ⅲ 期的 30%。因此，胃癌的早期诊断是决定患者预后的关键。目前，日本、韩国等国家已经开展胃癌筛查计划，早期胃癌检出病例约占全部胃癌的 70%，而我国的早期胃癌检出病例仅占胃癌的 5% ~ 20%。因此，我们在早期胃癌检出率方面还有很大的提升空间。如何提高早期胃癌检出率及生存率成为医学领域亟待解决的问题。

首先，对胃癌高危人群进行早期筛查及早诊、早治具有重要意义。目前胃癌常用的筛查方法主要包括血清学、胃液、粪便及内镜检查等。其中，内镜检查及内镜下黏膜组织活检可明显提高早期胃癌的诊断准确率，也是胃癌诊断的金标准。尤其是染色内镜、放大内镜、超声内镜、激光共聚焦显微内镜、荧光内镜和胶囊内镜的发展应用，明显提高了早期胃癌的诊断准确率。同时，随着内镜技术的不断发展，早期胃癌的治疗也从传统开腹手术转化为内镜下的微创手术。早在 2010 年日本第 3 版《胃癌治疗指南》就推荐内镜下切除作为符合相关绝对适应证的早期胃癌的标准手术治疗方法，包括内镜下黏膜切除术（endoscopic mucosal resection，EMR）和内镜黏膜下剥离术（endoscopic submucosal dissection，ESD）。随着操作技术的不断积累以及临床试验的验证，内镜治疗的绝对及相对适应证不断扩大，同时各种外科微创手术也迅速发展，如前哨淋巴结导航手术、腹腔镜手术治疗和机器人手术治疗等。众多循证医学证据证实了腹腔镜手术的安全性，以及与传统开腹手术治疗相比具备创伤小和恢复快的特点，因此在临床中得到广泛应用。

胃癌是一个多因素、多步骤、多阶段的发展过程。胃癌的发生发展涉及遗传、环境和感染等诸多因素的影响。胃癌发生的危险因素如下。

一、遗传因素

胃癌大多呈散发，约10%呈现家族聚集倾向，若患者的一级亲属发病率高于普通人群2～4倍，不仅提示胃癌与家族成员共有的环境因素有关，而且与遗传因素关系密切。1%～3%的胃癌属遗传性胃癌易感综合征，包括遗传性弥散型胃癌（hereditary diffuse gastric cancer，HDGC）、胃腺癌和胃近端息肉病（gastric adenocarcinoma and proximal polyposis of the stomach，GAPPS），家族性肠胃癌（familial intestinal gastric cancer，FIGC），遗传性非息肉性结直肠癌（hereditary nonpolyposis colorectal cancer，HNPCC）、家族型腺瘤样息肉病（familial adenomatous polyposis，FAP），幼年性息肉病综合征（juvenile polyposis syndrome，JPS）以及Peutz-Jeghers综合征（Peutz-Jeghers syndrome，PJS）等。

1. 遗传性弥散型胃癌　HDGC是一种常染色体显性遗传性癌症综合征，其组织学特征是胃黏膜和小叶型乳腺癌中印戒细胞多灶性生长。发病中位年龄约为38岁，发病年龄为14～69岁。大多数确诊的HDGC患者由位于第16号染色体q22.1的钙黏蛋白1（CDH1）基因突变失活引起，该基因编码蛋白为E-cadherin，是一种介导细胞黏附的钙依赖性跨膜糖蛋白，分布于上皮组织的黏附连接处，该蛋白功能的缺失可导致细胞黏附性和细胞增殖信号通路受损。而且CTNNA1基因突变也见于少数HDGC病例。

2. 胃腺癌和胃近端息肉病　2011年发现的一种独特的胃息肉病综合征，由腺瘤性息肉病（APC）基因启动子1B中的点突变引起。其发病年龄从23岁至75岁不等。组织病理学特征表现为胃底多发息肉，具有异型增生或肠型胃癌的特征，仅限于胃的近端。

3. 家族性肠胃癌　也是一种常染色体显性遗传学癌症综合征，与肠型胃癌风险增加有关，特别是年轻患者的诊断与一级亲属 GC 家族史密切相关。该疾病的遗传改变仍有待进一步阐明。已有研究报告了免疫基因 *IL12RB1* 中肠型胃癌和杂合突变聚集的情况，但需要进一步研究以确定此类突变是否会增加胃癌风险。最近也有研究提出了该疾病的多基因改变的可能性。

二、环境因素

胃癌的发病有明显的地域差异。在世界范围内，东亚国家（日本、韩国、中国）高发，日本发病率最高，非洲则很低。在我国西北和东部沿海地区高发。第一代到美国的日本移民胃癌发病率与本土居民相当，第二代有明显下降，第三代胃癌的发病率与当地美国居民相当，这表明环境因素在胃癌的发生中起重要作用。世界癌症研究基金会/美国癌症研究所（WCRF/AICR）总结：水果和蔬菜是防止胃癌发展的保护剂，而烤制和炭烧的动物肉、盐腌食品和熏制食品可能会促进胃癌的发展。

1. 腌制、高盐食品　经常食用腌制食品及过多摄入食盐增加了非贲门胃癌发生的危险性。长期食用硝酸盐含量较高的腌制食品，硝酸盐在胃内被细菌还原成亚硝酸盐后与胺结合生成致癌物亚硝胺。萎缩性胃炎、胃大部切除、恶性贫血等引起胃酸分泌减少的情况有利于胃内细菌生长，进而促进硝酸盐还原成亚硝酸盐等致癌物质，长期作用于胃黏膜组织导致癌变。高盐饮食也被多数学者认为作用于"慢性胃炎—慢性萎缩性胃炎—肠上皮化生—异型增生"的癌变起始阶段，其作用机制可能是高盐饮食破坏胃黏膜屏障，使致癌物与胃黏膜直接接触，增强其致癌作用，高盐饮食还可增加 Hp 感染的风险，研究显示高盐饮食还在 Hp 感染的促癌机制中发挥协同作用。动物实验证实，高盐摄入可破坏胃黏膜，促进细胞死亡和再生细胞增殖。

2. 新鲜蔬菜与水果摄入缺乏　大量流行病学调查资料显示，多吃新鲜蔬菜和水果有助于降低胃癌的发生。蔬菜和水果含有丰富的类胡萝卜素、维生素 C、叶酸和植物素成分，但其中哪些成分在预防胃癌的发生中起着关键作用及其机制尚未明确。较多学者认为维生素 C 是其中起着重要作用的成分之一，饮食中的大量维生素 C 摄入或服用维生素 C 补充剂都有利于降低胃癌发病风险。维生素 C 在人体内发挥着抗氧化的功能，能消灭胃内产生的活性氧物质，还能抑制胃内亚硝基化合物的产生。维生素 C 与 Hp 感染的关系目前正在研究中，一些已报道的文献认为高剂量的维生素 C 能有效降低 Hp 感染发生率。

3. 吸烟和饮酒　吸烟与多种肿瘤发生有关，有研究表明在非饮酒者中吸烟者胃癌发病风险增加了约 80%，吸烟且重度饮酒者表现出更高的胃癌风险，与近端胃癌尤其是胃、食管连接处肿瘤的发生关系密切。

三、感染因素

感染因素中幽门螺杆菌（Helicobacter pylori，Hp）是公认的引起胃癌发生的重要因素之一，近年来 EB 病毒（epstein-barr virus，EBV）感染也受到研究人员的关注，认为其在胃癌发生中起一定作用。

1.Hp 感染　Hp 慢性感染是胃癌发生的主要原因，约占全球远端胃癌病例的 89%。流行病学研究表明，2%～3% 的幽门螺杆菌感染者会发展为胃腺癌，0.1% 的人会发展为黏膜相关淋巴组织淋巴瘤（MALT）。Hp 的感染与胃癌具有共同的流行病学特点，胃癌高发区人群 Hp 感染发生率高；Hp 抗体阳性人群胃癌的发病率高于阴性人群。一项包含 1228 例胃癌患者的荟萃分析显示，Hp 抗体阳性者胃癌发生率至少高于阴性者 6 倍。抑制 Hp 可以降低胃癌发病风险，提示其在胃癌防治中起重要作用。自 1994 年以来被世界卫生组织认定为胃癌的 I 类致癌物。

Hp 感染的致癌机制复杂，多数学者认为 Hp 感染主要作用于"慢性胃炎—萎缩性胃炎—肠上皮化生—异型增生"的癌变起始阶段，具有启动因子的作用。Hp 致癌可能的机制是：① Hp 感染后产生氨，可中和胃酸以利于胃内促使硝酸盐转化为亚硝酸盐及亚硝胺的细菌的生长；② Hp 感染后产生的代谢产物包括一些酶和毒素，如细胞毒素相关基因 A 蛋白（cagA）、空泡毒素基因 A 蛋白（vacA）等，可直接损伤胃黏膜；③ Hp 感染引起的炎性反应导致胃黏膜上皮细胞过度增生，形成高活性氧和活性氮的微环境，引起 DNA 损伤和诱发

13

体细胞突变；④ Hp 引起遗传和表观遗传的改变，导致胃黏膜上皮细胞的遗传不稳定性，具体机制包括诱导多个 CpG 岛甲基化（尤其是编码肿瘤抑制因子如 E-cadherin 的区域）、刺激胞苷脱氨酶产生、诱导 DNA 双链断裂以及改变 microRNA 的表达等。

2.EBV 感染　　EB 病毒感染也是一种无处不在的感染因素，大约 10% 的胃癌为 EBV 阳性。EBV 与未分化胃癌尤其是淋巴上皮样癌关系密切，其淋巴转移率低。多数学者认为 EBV 感染促使胃癌发病的机制为导致肿瘤相关基因启动子区域的 DNA 异常甲基化，从而下调相关基因表达。EBV 相关胃癌预后较好，这可能有赖于人体感染 EBV 后的免疫反应，其机制尚不明确。

（李其云　吴　昆）

参考文献

[1] Sung H, Ferlay J, Siegel RL, et al. Global Cancer Statistics 2020: GLOBOCAN Estimates of Incidence and Mortality Worldwide for 36 Cancers in 185 Countries[J]. CA Cancer J Clin, 2021, 71(3): 209-249.

[2] Siegel RL, Miller KD, Fuchs HE, et al. Cancer statistics, 2022[J]. CA Cancer J Clin. 2022, 72(1): 7-33.

[3] Zheng RS, Zhang SW, Zeng HM, et al. Cancer incidence and mortality in China, 2016[J]. J Natl Cancer Cent, 2022, 2:1-9.

[4] Xia C, Dong X, Li H, et al. Cancer statistics in China and United States, 2022: profiles, trends, and determinants[J]. Chin Med J (Engl), 2022, 135(5): 584-590.

[5] Sekiguchi M, Oda I, Matsuda T, et al. Epidemiological trends and future perspectives of gastric cancer in Eastern Asia[J]. Digestion, 2022,103(1): 22-28.

[6] Chandra R, Balachandar N, Wang S, et al. The changing face of gastric cancer: epidemiologic trends and advances in novel therapies[J]. Cancer Gene Ther, 2021, 28(5): 390-399.

[7]　Yang L, Kartsonaki C, Yao P, et al. The relative and attributable risks of cardia and non-cardia gastric cancer associated with Helicobacter pylori infection in China: a case-cohort study[J]. Lancet Public Health, 2021, 6(12): e888-e896.

[8]　Thrift AP, El-Serag HB. Burden of Gastric Cancer[J]. Clin Gastroenterol Hepatol, 2020, 18(3): 534-542.

[9]　Smyth EC, Nilsson M, Grabsch HI, et al. Gastric cancer[J]. Lancet, 2020, 396(10251): 635-648.

[10]Joshi SS, Badgwell BD. Current treatment and recent progress in gastric cancer[J]. CA Cancer J Clin, 2021, 71(3): 264-279.

[11]Machlowska J, Baj J, Sitarz M, et al. Gastric Cancer: Epidemiology, Risk Factors, Classification, Genomic Characteristics and Treatment Strategies[J]. Int J Mol Sci, 2020, 21(11): 4012.

[12]Pilonis ND, Tischkowitz M, Fitzgerald RC, et al. Hereditary diffuse gastric cancer: approaches to screening, surveillance, and treatment[J]. Annu Rev Med, 2021,72: 263-280.

[13]Gullo I, Grillo F, Mastracci L, et al. Precancerous lesions of the stomach, gastric cancer and hereditary gastric cancer syndromes[J]. Pathologica, 2020, 112(3): 166-185.

[14]Tacheci I, Repak R, Podhola M, et al. Gastric adenocarcinoma and proximal polyposis of the stomach (GAPPS) - A Helicobacter-opposite point[J]. Best Pract Res Clin Gastroenterol, 2021, 50-51: 101728.

[15]Friedman M, Adar T, Patel D, et al. Surveillance endoscopy in the management of hereditary diffuse gastric cancer syndrome[J]. Clin Gastroenterol Hepatol, 2021, 19(1): 189-191.

[16]Alipour M. Molecular mechanism of helicobacter pylori-induced gastric cancer[J]. J Gastrointest Cancer, 2021, 52(1): 23-30.

[17]Ford AC, Yuan Y, Moayyedi P. Helicobacter pylori eradication therapy to prevent gastric cancer: systematic review and meta-analysis[J]. Gut, 2020, 69(12): 2113-

15

2121.

[18]Argueta EA, Moss SF. The prevention of gastric cancer by Helicobacter pylori eradication[J]. Curr Opin Gastroenterol, 2021, 37(6): 625–630.

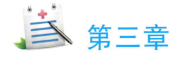

第三章

胃癌的病因学

　　胃癌病因，尚未明确阐明。但已证实胃癌的发生与我们生活的环境相关，工业废气污染、化肥、农药、某些食品添加剂等均含致癌物质，这些都可以促使胃癌的发生。另外与有些基础病和生活习惯也密不可分。如：幽门螺杆菌感染、常吃霉变食品、慢性胃病史、进食速度快、常吃腌制食品、进食不规律、肿瘤家族史、常吃油炸食品、常饮酒、常吃烤制食品、高盐饮食、吸烟、常吃干硬食物、常吃烫食、不良情绪等。

　　归纳主要有下列因素：

　　1.幽门螺杆菌感染　目前普遍认为，幽门螺杆菌感染后引起胃黏膜急、慢性炎症反应，细胞增生与凋亡平衡失调，胃癌相关基因变异，氧化性损伤，亚硝酸盐和亚硝基化合物增加，人端粒酶RNA的表达及端粒酶活性增加，环加氧酶表达增加，从而促进胃癌的发生和发展。

　　2.癌前病变　慢性萎缩性胃炎、胃溃疡、胃息肉。胃癌癌前状态包括癌前疾病与癌前病变。胃癌的癌前病变包括肠上皮化生和异型增生。异型增生是目前公认的癌前病变，尤其是中、重度异型增生。上皮内瘤变是异型增生的同义词。世界卫生组织推荐将上皮内瘤变分为两级，即低级别与高级别上皮内瘤变。

　　3.吸烟、饮酒　最近的流行病学调查显示，吸烟可作为胃癌的独立危险因素影响胃癌的发生和发展，吸烟者患胃癌的风险是不吸烟者的2倍，嗜烟患者若同时饮酒，其胃癌发生率为阴性对照组的 5 倍。

4. 生活饮食　加盐腌制蔬菜、熏肉和鱼。高盐食物是诱发胃癌的主要物质之一，其中含有的硝酸盐浓度很高。硝酸盐能够与人体胃内的胺发生化学反应，形成一种能诱发细胞癌变的亚硝胺。这种亚硝胺会破坏人体的胃黏膜，使其失去保护自身的屏障。亚硝胺作用于胃黏膜诱发癌变的具体的发病机理，至今尚不明晰。但是，此类含有硝酸盐的食物对胃癌的诱发作用已经得到了证实。许多研究证据提示，N- 亚硝基化合物、高糖低蛋白食物、高盐饮食、霉变食物、不良饮食习惯均被认为是胃癌高危因素。

5. 胃部手术　既往行胃大部分切除，胃癌发病率增高。残胃癌的发生是多因素共同作用的结果，而非单一因素作用。胃切除术后无论何种术式的重建，都存在胃的结构改变，在消化液反流的推动下，胃内生态环境和生理状况发生变化，这为残胃癌的发生提供了条件。

6. 家族肿瘤疾病史　胃癌患者有明显的家族聚集性，此倾向仅次于结直肠癌和乳腺癌。包括家族胃癌史、遗传性非息肉性肠癌、家族性腺瘤性息肉等遗传性疾病等。家族发病率高于普通人群 2 ~ 3 倍。浸润型胃癌有更高的遗传倾向，提示该型与遗传因素有关。

其遗传学基础是人类基因组 DNA 序列的变异性，其中最常见的是单核苷酸多态性，近年来分子流行病学研究发现，一些相对常见的基因有单核苷酸多态性可能成为胃癌发生的遗传易患标记。

7. 性别、年龄　随着年龄的增长，胃癌的发病率也增加，且男性发病率显著高于女性。青年女性胃癌多发可能与雌激素代谢有关。

8. 经济状况　经济较差地区，胃癌发病率较高。

（张慧卿　胡继龙）

参考文献

[1] 孙凯旋，张眉佳，廖成功，等 . 中国人群胃癌发病影响因素的 Meta 分析 [J]. 现代肿瘤医学 , 2022, 30(08): 1431-1438.

[2] 宋子涵，徐欣宁，李昆临，等 . 胃癌病因学研究进展 [J]. 中国冶金工业医学杂志，2020, 37(05): 509-511.

[3] 宋子涵，徐欣宁，李昆临，等 . 胃癌病因学研究进展 [J]. 中国冶金工业医学杂志，2020, 37(05): 509-511.

[4] Sjödahl K, Lu Y, Nilsen TI, et al. Smoking and alcohol drinking in relation to risk of gastric cancer: A population-based, prospective cohort study[J]. Int Cancer, 2007,120(1): 128-132.

[5] 孟凡强，王文跃 . 残胃癌的病因学研究及预防 [J]. 癌症进展，2016, 14(01): 2-3.

[6] Canedo P, Durães C, Pereira F, et al. Tumor Necrosis Factor Alpha Extended Haplotypes and Risk of Gastric Carcinoma[J]. Cancer Epidemiol Biomarkers Prev, 2008, 17(9): 2416-2420.

第四章

胃癌的病理学

一、胃正常解剖组织学概要

胃位于紧邻横膈膜下方的左上腹部，从食管下端第11胸椎水平的Z线延伸，越过右侧中线，终止于十二指肠，是一个袋状空腔脏器。胃的前面毗邻腹壁和肝左叶的内面，后面紧邻胰腺、横结肠、左肾和肾上腺。位于肝内面的胃小弯由肝胃韧带和小网膜悬吊起来。胃底接触左侧横膈圆顶。大网膜从大弯向下部延伸，上缘通过胃脾韧带与脾附着。

胃内划分为与食管交界的贲门部（cardia）、胃底部（fundus）、胃体部（gastic body）和胃窦部（antrum），通过幽门（pylorus）与十二指肠分界。其内上侧缘称胃小弯，外下缘称胃大弯。胃体和胃窦之间的连接处在胃小弯浆膜层形成的标志性凹痕称角切迹。胃腔内黏膜形成的粗糙皱褶称为皱襞。

胃壁有4层结构：黏膜层、黏膜下层、固有肌层和浆膜层。显微镜下，这些解剖区域与胃黏膜的三种形态有一定关联（但并不完全一致）：即胃底腺、贲门腺和幽门腺，它们的交界区域则为移行形态。这三种类型的腺体都主要由两种结构组成：胃小凹和胃腺。在免疫组织化学水平上，小凹上皮表达MUC1和MUC5AC，而腺体表达MUC6。各种类型的胃黏膜之间的区别在于小凹和胃腺的相对比例及后者的显微镜下组成。贲门腺和幽门腺类似：小凹占据上半部分，分支的黏液腺占据下半部分。与幽门腺相比，贲门腺腺体排列得更松散且偶尔会出现囊性扩张，这是两者仅有的两处细微的组织学差异。幽门腺细胞的胞质可以呈泡沫状、空泡状、颗粒状或透明状。黏液细胞有时会有核下空泡，不应误认为是化生表现。同样，伴有透明胞质的幽门腺细胞成簇出现时也不应误认为是印戒细胞癌。有时，在幽门区发现纤毛细胞可视为化生表现。

胃底（泌酸）腺的特征：胃小凹仅占据黏膜层厚度的 1/4，其余部分为直管状腺体——由主细胞（酶原细胞）、壁细胞（泌酸细胞）、内分泌细胞和颈黏液细胞混合组成。免疫组织化学和原位杂交检测显示，主细胞和颈黏液细胞都产生胃蛋白酶原 I（位于幽门区时，它们产生胃蛋白酶原 II）。

已经发现，胃肠道黏膜有多种类型的内分泌 - 旁分泌细胞，其中许多都存在于胃部。在幽门黏膜中，大约 50% 的内分泌细胞为 G 细胞——产生胃泌素，30% 为肠嗜铬细胞（enterochromaffin cell，EC）——产生 5- 羟色胺，又称血清素，15% 为 D 细胞——产生生长抑素。在胃底部黏膜中，主要的内分泌细胞是肠嗜铬样细胞（EC-like cell）——分泌组胺。ECL 细胞在受胃泌素刺激所控制的胃酸分泌机制中起关键作用。

胃黏膜的另外两个结构是固有层和黏膜肌层。黏膜肌层由内环肌和外纵肌组成，并与固有层内散在分布的平滑肌束相连。正常情况下，黏膜固有层中不含或含有少量淋巴滤泡（图 4-1）。

21

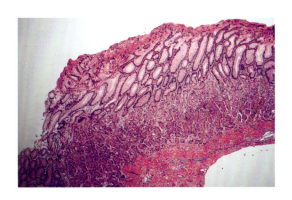

图 4-1　正常胃黏膜（HE × 50）

胃壁的其他层与胃肠道的其他部分相同。黏膜下层由疏松结缔组织和大量弹性纤维构成，含有动脉、静脉、淋巴管丛和 Meissner 神经丛。固有肌层由三层组成，即外纵层、内环层和最外斜层。内环层在胃十二指肠连接处形成幽门括约肌。Auerbach 丛（肌间神经丛）位于固有肌层的内环层和外纵层之间。Cajal 间质细胞也与肌间神经丛联系密切，在胃肠道间质瘤（GIST）的发展中起重要作用。

胃的血供来自腹腔干动脉、肝动脉和脾动脉。胃小弯侧由胃左右动脉（Left and right gastric arteries）供血；大弯侧由胃网膜左右动脉（Left and right gastroepiploic arteries）供应血液，是不容易发生贫血的脏器。胃的淋巴引流至以下四个区域：

贲门和胃小弯的大部分：汇入胃左淋巴结。

幽门和胃小弯远端：汇入胃右淋巴结和肝淋巴结。

胃大弯近端部分：汇入脾门处的胰脾淋巴结。

胃大弯远端部分：汇入大网膜处的胃网膜右淋巴结和胰头处的幽门淋巴结。

二、胃非肿瘤性疾病

（一）异位组织

1.异位胰腺（heterotopic pancreas）是最常见的胃异位组织，通常偶然发现，常见于胃窦（61%），其次是幽门（24%）、胃大弯和食管胃交界处。大体上，异位胰腺的切面类似正常胰腺，偶尔可见囊性结构。显微镜下，异位胰腺中常见胰腺腺泡和导管，约 33% 的病例可见胰岛。异位胰腺可见黏液囊性改变和钙化，也有发生腺癌的罕见病例报道。

2.异位胃腺（gastric ectopic）或是先天性来源，或是深在性囊性胃炎的区域。先天性胃异位通常含有泌酸黏膜，伴有排列成正常结构的胃小凹上皮。

3.异位十二指肠腺（ectopic duodenal gland）可以伴有异位胰腺，或异位可能仅仅含有十二指肠腺和平滑肌。异位的腺体位于幽门和胃窦，组织学类似于十二指肠腺增生。

（二）慢性胃炎

慢性胃炎（chronic gastritis）的主要特征是：胃黏膜固有层炎细胞浸

润；最终导致胃腺上皮萎缩的炎细胞主要是浆细胞和淋巴细胞（偶尔有淋巴滤泡形成），也可以出现嗜酸性粒细胞和中性粒细胞。当炎细胞浸润局限于胃小凹区域且不伴有腺体萎缩时，称为慢性浅表性胃炎（chronic superficial gastritis）；当炎症更广泛并伴有腺体萎缩时，称为慢性萎缩性胃炎（chronic atrophic gastritis），通常伴有肠上皮化生。在有些胃炎病例还可以见到少量淋巴细胞和组织细胞（有时混有中性粒细胞）灶状浸润少数腺体（图4-2），称为局灶性增强性胃炎（focally enhanced gastritis），被认为是炎症性肠病（尤其是克罗恩病）的一个标志，但并未得到其他研究的证实。

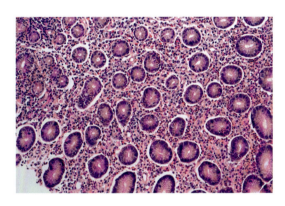

图4-2　活动性胃炎，间质中见炎性细胞浸润，以中性粒细胞浸润为主（HE×100）

慢性胃炎时可以发生两种类型的化生性改变（metaplastic change），即胃底腺黏膜幽门腺化生（pyloric metaplastic）和肠上皮化生（intestinal metaplasia），两者常常合并存在。幽门腺化生是指胃底型腺体被黏液分泌腺体所取代。这是一个从胃体－幽门交界前缘向近端贲门处逐渐取代的过程。肠上皮化生是指光镜和电镜下可见小肠或大肠型肠上皮特征的上皮细胞逐渐替代胃黏膜，还包括杯状细胞、吸收（刷状缘）细胞、潘氏细胞（Paneth细胞）和各种内分泌细胞。肠上皮化生可进一步分为完全性（Ⅰ型）和不完全性（Ⅱ型）。在完全性肠上皮化生中，胃黏膜变为与小肠上皮几乎相同的形态，在最严重的病例还可见绒毛和隐窝。免疫组织化学检查显示，完全性肠上皮化生中显示存在的优势型黏蛋白是唾液酸黏蛋白以及少量硫黏蛋白和（或）中性黏蛋白，表达肠型黏蛋白MUC2，而MUC1、MUC5AC和MUC6的表达相应减少或缺乏。不完全肠上皮化生中，吸收细胞缺乏，而具有胃小凹形态的柱状细胞保留，存在的优势型黏蛋白以中性黏蛋白（ⅡA型）或是硫黏蛋白（ⅡB型）为主，共同表达MUC2和正常情况下存在于胃的黏蛋白。

慢性胃炎根据发病机制不同，分为两种类型：第一种类型称为A型或免疫性胃炎（immune gastritis），第二种类型称为B型或非免疫性胃炎（nonimmune gastritis）。A型胃炎常广泛累及胃体而胃窦不受影响，表现为特征性的神经内分泌细胞增生，并且与抗壁细胞抗体、胃酸过少或胃酸缺乏以及高血清胃泌素水平相关。B型胃炎更常见，是从胃窦开始向近端发展。有的分类方案进一步将B型胃炎细分为两种亚型，即局限于胃窦伴胃酸分泌过多，常伴有十二指肠消化性溃疡的高分泌胃炎（hypersecretory gastritis）；以及最初呈斑片状，最终广泛累及胃窦和胃体的环境性胃炎（environmental gastritis）。传统上认为，与B型胃炎的发病机制相关的因素包括：饮酒、吸烟、十二指肠反流（反流性胃炎），食物过敏和各种药物（特别是抗炎药物）的使用。幽门螺杆菌（H.Pylori）的发现使B型胃炎发病的核心机制得以阐明。幽门螺杆菌以多种方式定植于胃黏膜（尤其是胃窦和贲门），造成上皮小凹的顶端黏液的丧失，以及糜烂和溃疡。研究发现，高达90%的慢性胃炎患者，95%的十二指肠溃疡患者，70%的胃溃疡患者和50%的胃癌患者体内存在幽门螺杆菌。

（三）其他类型的胃炎

1.急性胃炎（acute gastritis） 因摄入酒精、水杨酸盐和其他抗炎药物或胆汁反流导致，内镜下活检，表现为小凹增生，上皮反应性改变，上皮下毛细血管扩张，固有层平滑肌增生，有时还有糜烂。也可见小凹和腺腔的中性粒细胞浸润，但总体上炎症表现不明显。

出血性胃炎（hemorrhagic gastritis）是一种急性的、危及生命的疾病，通常有慢性胃炎的病史。酗酒、抗炎药物和应激反应是促发因素。显微镜下表现为多处浅表糜烂，或是慢性萎缩性胃炎伴固有层血液外渗。

2.淋巴细胞性胃炎（lymphocytic gastritis） 大多数与乳糜泻有关，有些可能与幽门螺杆菌感染有关，特征是小凹和表面上皮内的淋巴细胞增多，以及浆细胞浸润导致的固有层增宽。

过敏性 / 嗜酸细胞性胃肠炎（allergic/eosinophilic gastroenteritis）在胃活检中表现为固有层嗜酸粒细胞浸润，严重情况下，嗜酸粒细胞弥漫并伴有表面和小凹上皮的变性和再生性改变，多见于年轻男性患者，通常发生在食物过敏患者中。

3. 肉芽肿性胃炎（granulomatous gastritis） 可由结核病、真菌病、结节病或克罗恩病导致，或可能是弥漫性血管炎综合征的一部分，部分患者也有幽门螺杆菌感染。

4. 软斑病（malakoplakia） 为胃局部病变，特征为显著的以组织细胞为主的炎性细胞浸润，可见 Michaelis-Gutmann 小体。

（四）消化性溃疡

消化性溃疡（peptic ulcer）可发生在黏膜受胃分泌物浸泡的任何地方，包括胃、十二指肠、食管下 1/3、胃空肠和具有异位胃黏膜的 Meckel 憩室。胃酸的消化作用是患溃疡的最终原因，但使黏膜易受这种消化作用影响的机制对发病同样重要。

1. 急性胃溃疡（acute gastritis ulcer） 见于任何极度虚弱、脓毒败血症、手术或创伤后（应激性溃疡）、中枢神经系统损伤或疾病（Cushing 溃疡）、长期类固醇治疗的并发症（类固醇溃疡）、阿司匹林摄入、大面积烧伤（Curling 溃疡）、放疗或肝动脉化疗并发症以及插管后。

2. 慢性消化性溃疡（chronic peptic ulcer） 通常发生在黏膜的非胃酸分泌区（即胃内幽门型黏膜被覆区域）。

大体上，活动性溃疡病变的边界清晰，通常呈椭圆形或圆形，但有时呈线性，伴溃疡边缘黏膜皱襞聚集。

显微镜下，慢性消化性溃疡可见四层不同结构：①覆盖在表面的脓性渗出物、细菌和坏死碎片；②纤维素样坏死；③肉芽组织；④纤维化，可以取代肌层甚至延伸到浆膜下。溃疡周围的黏膜为幽门型黏膜。在有幽门螺杆菌感染的病例中，溃疡边缘可见典型的一系列形态学改变（胞质缺失、上皮和小凹脱落）。

25

（五）胃黄色瘤

胃黄色瘤／黄斑瘤（xanthoma/xanthelasma）表现为小的黄色胃黏膜病变，其特征是固有层中富含中性脂肪的泡沫样组织细胞聚集。显微镜下，这种临床意义不大的病变应注意不要与早期癌或印戒细胞癌混淆。

三、胃肿瘤性疾病

（一）胃良性上皮性肿瘤

1. 胃增生性息肉（hyperplastic polyp）　通常较小，无蒂且多发，外观光滑或略成分叶状。显微镜下，可见胃小凹伸长、弯曲和扩张（常呈囊性），深部伴有幽门腺成分，胃底腺相对少见。间质水肿，斑片状纤维化，炎细胞浸润和三种的平滑肌束。增生性息肉虽然与胃腺瘤有一些相同的分子改变，但传统上认为是非肿瘤性的，不过，也有较低可能性发展为异性增生或癌。德国一项7年随访资料研究表明，息肉癌变的发生率仅为1.4%。由于息肉增殖活性的增加和p53的过度表达导致恶性转化。

2. 胃腺瘤（adenoma）　通常位于胃窦，单发、较大、无蒂或有蒂。显微镜下，胃腺瘤由异型增生的腺体组成，腺上皮假复层化，可见异常的胞核和突出的核分裂象。根据腺上皮的性质，胃腺瘤进一步分为小凹型和肠型。德国的一项7年随访资料研究表明，胃腺瘤恶变的发生率为3.4%。虽然肠型腺瘤发生恶性转化的趋势高于小凹型，但在两种息肉类型中检测到的分子改变相似。

3. 幽门腺腺瘤（pyloric gland adenoma）　常发生在慢性胃炎伴有肠化生和（或）萎缩的前提下，常见于胃底和胃体部，通常小于2cm。组织学上，它们由伴有淡染或嗜酸性胞质的立方细胞或柱状细胞紧密排列的小管组成，MUC5AC和MUC6染色呈阳性，MUC6在小凹型和肠型腺瘤中通常不表达。10%～40%的幽门腺腺瘤中可见典型的异型增生，进而发生浸润性癌。因此，幽门腺腺瘤的理想治疗方法是完全切除。

4. 胃底腺息肉（fundic gland polyp）　非常常见，为胃底或胃体的多个小息肉状突起（图4-3）。显微镜下特征是存在衬覆胃底腺上皮的微囊，表面的小凹通常缩短。

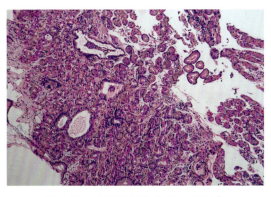

图 4-3　胃底腺息肉（HE×200）

（四）胃恶性上皮性肿瘤

1.胃异型增生（dysplasia）　细胞增殖加快，伴有细胞大小、轮廓和极向的异常。其黏液分泌减少或缺失，核/质比增高，核极性丧失，假复层化。核分裂多见，包括非典型性核分裂象。细胞异型伴随着腺体的结构紊乱，导致细胞拥挤、管腔内折叠、腺体出芽和分支。胃异型增生可分为肠型（腺瘤型，1型）、胃型（小凹型，2型）以及混合型三种亚型，各型有不同的黏蛋白表达模式（图4-4）。胃的异型增生分为两个级别：低级别和高级别。高级别异型增生被认为是原位癌（CIS）的同义词，与黏膜内癌的鉴别点在于后者腺体基底膜有破坏。病理报告中胃活检分为以下类别：①无异型增生；②不确定的异型增生；③低级别异型增生；④高级别异型增生/原位癌；⑤黏膜内癌；⑥浸润癌。

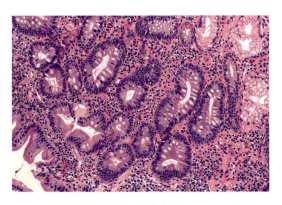

图 4-4　胃腺体异型增生（HE×100）

胃再生性改变（regenerative change）应与胃异型增生区分开。胃再生性改变常发生在胃黏膜损伤区域，导致上皮细胞不成熟，胞质嗜碱性，存在表面分化成熟趋势。通常伴有炎症反应。

2. 胃癌（gastric carcinoma）

（1）肉眼所见：胃癌的大体表现差别很大，根据肿瘤的浸润深度，分为黏膜内至黏膜下层的"表浅型（早期癌）"和浸润至固有肌层或更深层的"进展型（进展期癌）"。

根据黏膜的外观，表浅型为0型，根据隆起或凹陷的程度，分为0~Ⅰ型（隆起型）、0~Ⅱa型（表浅隆起型）、0~Ⅱ型（平坦型）、0~Ⅱc型（表浅凹陷型）、0~Ⅲ型（凹陷型）。

进展型根据肿瘤的范围（局限性~弥漫性）分为1~4型：1型（肿瘤型）、2型（溃疡局限型）、3型（溃疡浸润型）、4型（弥漫浸润型）。此外，还有分型困难或者混合存在的5型（无法分型）。

根据分泌黏液和引起促结缔组织增生反应的比例，胃癌外观上可能呈肉样、纤维样或胶样。

胃的任何部位都可以发生癌，按发病率排序为前壁和后壁，胃小弯以及胃大弯。

（2）组织学分类：显微镜下，几乎所有的胃癌都是腺癌。Lauren分型将胃癌划分为肠型、弥漫型和混合型或无法分类三种类型，其中肠型占53%，弥漫型占33%。

①肠型腺癌（intestinal-type adenocarcinoma）是指具有黏附性的肿瘤细胞形成可以辨认的腺体，不论其细胞学分化程度以及起源细胞如何，均可纳入肠型腺癌。多见于胃窦，一般发生于肠化的黏膜。肠型腺癌容易出现淋巴管和（或）血管浸润。免疫组织化学水平表达的黏蛋白主要为MUC1。

②弥漫型腺癌（diffuse-type adenocarcinoma）由缺乏黏附性的细胞构成，伴随明显的纤维组织增生性反应，可见肌层肥厚。随着胃壁变厚和僵硬，常发生幽门梗阻。典型代表是通常被称为皮革胃（linitis plastica）的肿瘤，现在称为胃印戒细胞（腺）癌［signet ring（adeno）carcinoma］。

　　显微镜下，胃印戒细胞（腺）癌可见弥漫生长的恶性细胞，伴有广泛的纤维化和炎症，通常累及整个胃壁。大多数胃印戒细胞（腺）癌的肿瘤细胞为单个生长或呈线状排列生长，可以见到少数不明显的发育不全的腺体。浸润性细胞几乎没有分化，类似于组织细胞。产生的黏液多位于细胞内，形成典型的印戒样外观，也可出现细胞外黏液池。只要有明显的印戒细胞，就应归类为印戒细胞癌而不是黏液腺癌。免疫组织化学水平表达的黏蛋白主要为MUC5AC。

　　免疫组织化学水平表达的黏蛋白类型（可有变化和重叠）主要为：肠型：NCK1；弥漫型：MUC5AC；黏液型：MUC2；以及未分类型：MUC5B。

　　Lauren分类简单，可以用于大宗流行病学研究，但不大适合预测胃癌不同组织学亚型的预后。WHO推荐的国际胃癌组织学分类中将胃腺癌分为高分化、中分化和低分化三种。高分化癌（well-differentiated carcinomas）具有可以辨认的形成完好的腺体。低分化肿瘤（poorly differentiated tumors）缺乏形成完好的腺体，由多形性的细胞组成，排列成小簇或是实性巢片的形状。中分化肿瘤（moderately well-differentiated tumors）介于两者之间。WHO分型（表4-1）考虑到传统的组织病理学特征，多数肿瘤可以归入以下四种类型：乳头状、管状、黏液性和低黏附性（包括印戒细胞癌和其他变异型）。

　　乳头状腺癌（papillary carcinomas）是高分化伴有指样突起的外生性肿瘤（图4-5），被覆圆柱状或立方形细胞，由纤细的血管轴心支撑，肿瘤细胞往往保留其极性。浸润性肿瘤边缘与周围结构的界限通常非常清楚。

　　管状腺癌（tubular carcinomas）含有扩张的或分支的腺管，可以出现腺泡结构（图4-6）。肿瘤细胞可以是柱状、立方形、扁平状，或出现透明细胞。细胞非典型性程度从低度到高度不等。低分化肿瘤有时被称为实性癌（solid carcinoma）。

　　黏液腺癌（mucinous carcinomas）有时被称为胶样癌（colloid carcinomas）。根据定义，肿瘤50%以上的细胞含有细胞外黏液湖。可表现为腺体内衬分泌黏液的上皮细胞，周围聚集有细胞外黏液；或是表现为不规则的细胞巢随意漂浮于黏液湖中（图4-7）。有时肿瘤由几乎无细胞成分的大黏液湖构成。

29

表 4-1　世界卫生组织（WHO）的胃肿瘤分类

类别	编码
上皮性肿瘤	
癌前病变	
腺瘤	8140/0
低级别上皮内肿瘤（异型增生）	8148/0
高级别上皮内肿瘤（异型增生）	8148/2
癌	
腺癌	8140/3
乳头状腺癌	8260/3
管状腺癌	8211/3
黏液腺癌	8480/3
低黏附性癌（包括印戒细胞癌和其他变异型）	8490/3
混合性腺癌	8255/3
腺鳞癌	8560/3
伴淋巴样间质的癌（髓样癌）	8512/3
肝样腺癌	8576/3
鳞状细胞癌	8070/3
未分化癌	8020/3
神经内分泌肿瘤	
神经内分泌瘤（NET）	
NET G1	8240/3
NET G2	8249/3
神经内分泌癌（NEC）	8246/3
大细胞 NEC	8013/3
小细胞 NEC	8041/3
混合性腺神经内分泌癌	8244/3
EC 细胞、产生 5- 羟色胺的 NET	8241/3
产生胃泌素的 NET（胃泌素瘤）	8153/3

/0：良性肿瘤；/1 未明确、交界或生物学行为不确定；/2 原位癌和Ⅲ级上皮内肿瘤；/3：恶性。

引　自：Bosman Carniero F， Hruban RH， Theise ND （eds）. World Health Organization Classification of Tumors of the Digestive System. Lyon： IARC； 2010.

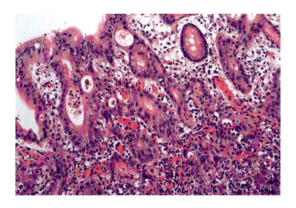

图 4-5　胃高分化腺癌（HE×200）

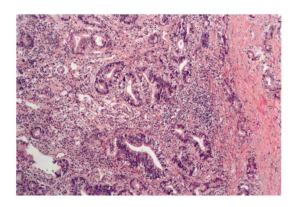

图 4-6　胃管状腺癌（HE×100）

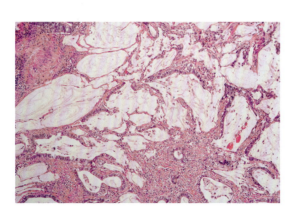

图 4-7　胃黏液腺癌（HE×100）

低黏附性癌（low adhesion carcinoma）包括印戒细胞癌（图 4-8）和其他变异型。肿瘤由超过 50% 的含有黏液的细胞构成，黏液将细胞核推挤到细胞壁旁。印戒细胞癌的表现通常分为浸润性生长方式和纤维组织增生。当浸润至胃壁较深部分时，肿瘤细胞胞浆内黏液较少，细胞核居中。间质浸润可能相当广泛，具有显著的炎症和促结缔组织增生反应，以致在常规 HE 切片中难以发现。

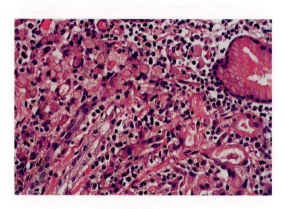

图 4-8　胃印戒细胞癌（HE×400）

③其他组织学类型的肿瘤

A. 神经内分泌肿瘤（neuroendocrine tumor）任何类型的胃黏膜神经内分泌细胞均可发生，伴有明显神经内分泌分化的形态学特征，光镜下可见小梁状、玫瑰花结状或岛状；电镜下可见致密核心颗粒；免疫组织化学表达神经内分泌标志物。根据肿瘤的非典型性形态特征，是否侵袭性生长、坏死、核分裂象以及 Ki-67 指数的高低，分为神经内分泌瘤（neuroendocrine tumor，NET）（图 4-9）和神经内分泌癌（neuroendocrine cancer，NEC）（图 4-10，表 14-2）。

过去，高分化神经内分泌肿瘤（well-differentiated neuroendocrine tumor，WDNET）曾被称为类癌（carcinoid tumor），但现在已不推荐使用这个术语。大体上，胃 WDNET 体积小，边界清晰，表面被覆平坦的黏膜，也可形成息肉。显微镜下，胃 WDNET 的生长方式以微腺样、小梁状或岛状为主。肿瘤细胞核规则，核分裂象少，通常没有坏死，血管丰富。

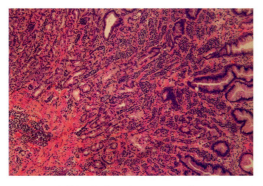

图 4-9　胃神经内分泌瘤 NET G1（HE×100）

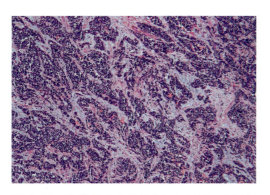

图 4-10　胃神经内分泌癌 NEC（HE×100）

33

表 4-2　2019 年世界卫生组织（WHO）胃肠胰神经内分泌肿瘤分级标准

分类或分级	分化	核分裂象 [个 /（2mm^2）]	Ki-67 指数（%）
NET			
G1 级	良好	<2	<3
G2 级	良好	2~20	3~20
G3 级	良好	>20	>20
NEC			
LCNEC	差	>20	>20
SCNEC	差	>20	>20
MiNEN	差或良好	不一	不一

注：NET：神经内分泌瘤；NEC：神经内分泌癌；LCNEC：大细胞神经内分泌癌；SCNEC：小细胞神经内分泌癌；MiNEN：混合性神经内分泌 - 非神经内分泌肿瘤

胃 WDNET 分泌的多种产物提示这些肿瘤具有遗传多样性。通过形态学、超微结构和免疫组织化学相结合的方法，至少可以辨识出两种胃 WDNET 类型。第一种类型由 G 细胞组成（胃泌素瘤）。它们通常单发，无亲银性和嗜银性，有时伴有消化性溃疡。第二种类型由肠嗜铬样（ECL）细胞组成。这些肿瘤通常多发，呈息肉样分布在整个胃底体部，无亲银性，但强嗜银性。这些肿瘤和相关的增生通常发生在伴有肠化生的萎缩性胃炎背景上，伴有或不伴恶性贫血。其胃炎通常为胃 A 型（免疫性），且幽门螺杆菌定植的发生率较低。这些疾病的共同特征是胃高泌素血症，而胃泌素对 ECL 细胞有营养作用，因此，人们推测，这些肿瘤是胃泌素直接持续刺激和遗传易感背景联合作用的结果。因此，有人提出将胃 ECL 细胞肿瘤分为三型：Ⅰ型，与慢性萎缩性胃炎相关；Ⅱ型，与 MEN1 相关，此型病例中能检测到 11q13（MEN1 基因所在位置）的杂合性缺失；Ⅲ型，为散发性。

B. 腺鳞癌（adenosquamous carcinoma）和鳞状细胞癌（squamous cell carcinoma）在所有胃癌中占比不到 1%。胃贲门的单纯性鳞状细胞癌大多由于食管原发性病变扩展到胃。胃腺鳞癌的生物学行为在很大程度上取决于腺成分的分化程度。

C. 伴淋巴样间质的癌（髓样癌）（carcinoma with lymphoid stroma/medullary carcinoma）与 EBV 感染和微卫星不稳定性（microsatellite instability，MSI）相关。髓样癌多常见于男性，可见明显的淋巴细胞浸润。

D. 肝样腺癌（hepatoid adenocarcinoma）是一种既有腺样分化又有肝细胞分化的胃癌，两种成分之间常有混合。镜下特征为呈结节状生长，具有丰富的细胞质糖原和透明小体，有广泛的静脉侵犯，预后不良。Hep Par1 免疫染色多为阳性，甲胎蛋白（AFP）在约一半病例中有表达。此外，PLUNC 蛋白和 SALL-4 免疫染色呈阳性，而在肝细胞癌中不表达。

（3）胃癌的鉴别诊断：活检标本中，主要的鉴别诊断包括重度异型增生和各种反应性或非肿瘤性病变，这些病变可能类似于癌，例如，伴随化疗或放疗出现的奇异的上皮细胞不典型增生，肝外钇微粒植入的选择性内放射治疗诱导的上皮细胞不典型增生，伴随糜烂和再生出现的上皮细胞变性（特征为显著的嗜酸性粒细胞浸润），与肉芽组织有关的反应性间质细胞，伴有毛玻璃样的成簇的幽门细胞，聚乙烯吡络烷酮储积病，胃黄色瘤。后三种疾病的细胞学特征类似于印戒细胞癌。当胃癌分化程度差、诊断为未分化癌时，主要鉴别诊断胃大 B 细胞淋巴瘤。可进行淋巴和上皮免疫组织化学标志物染色检测，基本都可以明确诊断。乳腺小叶癌转移至胃与胃原发的弥漫性癌（"皮革胃"）很难区分。具有牛眼样外观（提示有细胞内腔），肿瘤细胞激素受体，GCDFP-15、GATA3 免疫染色呈阳性和 E- 钙黏合素丢失倾向于胃转移性乳腺癌；而 CK20、DAS-1、MUC2、MUC5AC、MUC6 和 CDX2 呈阳性倾向为胃原发肿瘤（图 4-11）。另一种全身扩散时可以转移到胃的恶性肿瘤是恶性黑色素瘤。显微镜下，胃恶性黑色素瘤可以模拟其他各种癌症，包括癌、淋巴瘤和肉瘤。

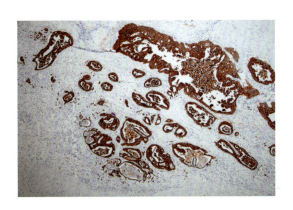

图 4-11　胃腺癌表达 CK7（HE×100）

（4）分子遗传学特征：在遗传性弥漫性胃癌家族中发现了 E- 钙黏合素（*CDH1*）基因的胚系截短突变。因此，建议对这些患者进行预防性胃切除术。在这种胃切除的标本中，常可发现隐匿性的黏膜内印戒细胞癌。携带 *CDH1* 突变的女性患乳腺小叶癌的风险也升高。在高达 50% 的散发性弥漫性胃癌中发现有 CDH1 的体细胞失活突变或其启动子的高甲基化，但是在肠型胃癌中很少见。这种分子改变导致黏着连接的组成部分 E- 钙黏合素表达减少或丢失，这就明确解释了弥漫型胃癌的低黏附性生长方式。

15%~50% 的肠型胃癌中存在微卫星不稳定，通常与 *TGFBR* Ⅱ、

IGF Ⅱ *R*、*BAX*、*MSH6*、*MSH3* 和 *E2F4* 中的移码突变有关。它们也通常表现出 *TP53* 突变和更高的 hTERT 表达水平。部分病例因 *HER2* 基因的扩张表现出胞膜 HER2 强着色（占所有胃癌的 5%~15%，几乎都是肠型）。

抑癌基因 *RUNX3* 与胃癌的发生有关，它是转录因子 Runt 结构域家族成员，该家族是发育途径中基因表达的主要调节因子。*RUNX3* 基因启动子的甲基化发生在 60% 以上的胃癌中，且肠型胃癌比弥漫型胃癌更常见。

APC 基因的体细胞突变存在于 4%~21% 的胃腺癌中，而在腺瘤或平坦型异型增生中的发生率为 76%，这表明 APC 突变在从腺瘤到癌的发展过程中并不起主要作用。

（三）胃肠道间质肿瘤

间质瘤是一个大家族，可以累及胃肠道、网膜、肠系膜、腹膜后和其他任何部位，统称为胃肠道间质肿瘤（gastrointestinal stromal tumor，GIST）。

临床上，大多数 GIST 发生于成人，但也发生于儿童甚至新生儿。大约 60% 的 GIST 发生在胃，最常见的症状是腹痛和黑便。大体上，GIST 界限往往很清楚，切面光滑，呈分叶状或旋涡状。镜下主要由梭形或上皮样细胞组成。梭形细胞肿瘤可以是典型的低危形态，表现为温和的梭形细胞呈小团状或旋涡状排列（图 4-12），胞核染色不深，核周空泡，核分裂象少（$<5/5mm^2$）。有时胞核类似于神经鞘瘤呈栅栏状，间质可见胶原，偶尔伴有营养不良性钙化。梭形细胞肿瘤也可以是由非典型梭形细胞组成的高危形态，细胞呈束状排列，伴有明显的核分裂象、坏死和黏膜浸润。同样，上皮细胞肿瘤可以是低危形态，由具有丰富的嗜酸性或透明胞质的上皮细胞组成，多核，核分裂象罕见，且无坏死或黏膜浸润（图 4-13）；也可以是肿瘤细胞丰富，胞核呈高级别，胞质稀少，有大量核分裂象，并可见坏死和（或）黏膜浸润。

在成人中，大约 95% 的 GIST 伴有 KIT（CD117）的体细胞突变，而剩余的 5% 则多伴有 *PDGFRA* 突变，且这些突变互不重合。免疫组织化学染色中，CD117 阳性并不是诊断 GIST 的绝对必要条件。我们认为，具有 GIST 所有形态学特征和其他表型特征的少数肿瘤即使 CD117 染色呈阴性，仍应诊断为 GIST；而那些已明确超出 GIST 形态学范围的肿瘤则不能仅仅根据 CD117 呈阳性就诊断为 GIST。此外，除了细胞质染色之外，CD117 最令人信服的阳性形态是特征性的细胞膜染色（图 4-14）。而大多数 CD117 阴性的肿瘤都有 *PDGFRA* 基因突变，而不是 *KIT* 基因突变。

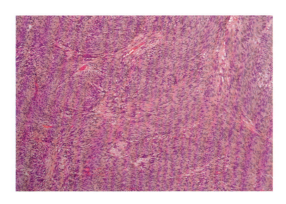

图 4-12　梭形细胞型胃肠道间质瘤（HE×100）

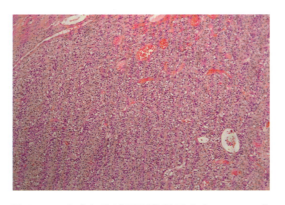

图 4-13　上皮细胞型胃肠道间质瘤（HE×200）

　　GIST 的其他免疫标志物有 DOG1（图 4-15）和 CD171，它们的表达不依赖于 KIT 和 PDGFRA 的状态。

　　目前建议的 GIST 预后评估限于三个参数：肿瘤部位、肿瘤大小和核分裂指数（表 4-3）。除了这些参数外，肿瘤破裂也被认为是一个预后不良的指标。当然，不完全切除的肿瘤复发风险更高。虽然有 *PDGFRA* 突变的肿瘤不像有 *KIT* 突变的肿瘤对伊马替尼的治疗反应那么好，但是，有 PDGFRA 突变的患者整体临床经过不会太快。

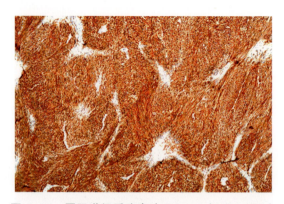

图 4-14　胃肠道间质瘤表达 CD117（HE×200）

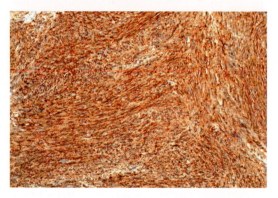

图 4-15　胃肠道间质瘤表达 DOG1（HE×200）

表 4-3　胃 GIST 切除术后危险度分级

核分裂数（/50HPF）	肿瘤大小（cm）			
	<2.0	2.1~5.0	5.1~10.0	>10.0
≤5	极低危	低危	中危	高危
6~10	中危	中危	高危	高危
>10	高危	高危	高危	高危

注：需要考虑的其他因素：肿瘤破裂（任何肿瘤大小及任何核分裂数，只要出现肿瘤破裂，危险度分级即为高危）

引自：Joensuu H. Risk stratification of patients diagnosed with gastrointestinal stromal tumor. Hum Pathol. 2008 Oct；39（10）：1411-9.

（四）胃淋巴组织肿瘤和肿瘤样疾病

胃原发性恶性淋巴瘤在胃的所有恶性肿瘤中仅占约 10%。几乎所有的胃原发性恶性淋巴瘤都是非霍奇金淋巴瘤，且大部分起源于 B 细胞。

1. 胃低级别淋巴瘤（low-grade lymphoma）　在所有胃淋巴瘤中约占一半，患者年龄通常在 50 岁以上。有些病例发生于免疫抑制患者。其临床症状常与胃炎或良性消化性溃疡相似。大多数低级别淋巴瘤病变好发于胃远端，但很少累及幽门。

胃低级别淋巴瘤中大部分是黏膜相关淋巴组织结外边缘区淋巴瘤。可见密集浸润的小淋巴细胞，通常伴有散在的反应性淋巴样滤泡。其淋巴细胞是由不同比例的小淋巴细胞、中心细胞样细胞和单核细胞样细胞混合组成。通常有局灶或浆细胞样分化。Dutcher 小体（由免疫球蛋白组成的真正的核内嗜酸性包涵体）存在时，具有重要的诊断意义。尽管浆细胞样特征出现的频率很高，但是这些肿瘤很少伴有血清 M 蛋白。一个重要的诊断标志是恶性淋巴细胞浸润腺上皮，形成所谓的"淋巴上皮病变"。

少数低度恶性淋巴瘤为滤泡型淋巴瘤，由小核裂细胞组成，具有滤泡性生长方式。还有一些是套细胞淋巴瘤，其最常见的形式是胃肠道的多发性淋巴瘤样息肉病。

在分子遗传学水平，低级别 MALT 淋巴瘤常显示微卫星不稳定、等位基因失衡和三倍体，特别是 3 号染色体。大约 1/3 的低级别淋巴瘤是因 t（11；18）异位导致的 API2（也被称为 BIRC3）–MALT1 融合所致。这种遗传学异常提示其对抗幽门螺杆菌治疗反应差，但可以明显抑制肿瘤向弥漫性大 B 细胞淋巴瘤转化。

低级别淋巴瘤的临床进展缓慢，通常长期局限于局部，在扩散时易累及其他黏膜部位。其局部淋巴结受累的发生率比大细胞淋巴瘤受累的发生率要低得多。其治疗取决于分期：Ⅰ期患者采取抗生素和扩大范围的放疗；Ⅱ期和Ⅲ期患者采取联合放疗和化疗的治疗。大约 70% 的Ⅰ期患者可治愈。

2. 胃大细胞淋巴瘤（large-cell lymphoma）　通常见于 50 岁以上的患者，但其年龄分布比胃低级别淋巴瘤要广泛。大体上，肿瘤通常表现为大的分叶状（有时是息肉样）肿瘤，表面常出现表浅性或深在性溃疡。与低级别淋巴瘤一样，胃大细胞淋巴瘤好发于胃远端，通常不累及幽门。可见胃壁全层受累，直接蔓延至邻近器官，疾病晚期可累及局部和腹膜后淋巴结。有时可发生穿孔。

胃的大 B 细胞淋巴瘤是一种异质性肿瘤，许多胃大 B 细胞淋巴瘤是由 MALT 型淋巴瘤转化而来（图 4-16）。一些免疫缺陷和炎症性肠病的胃大 B 细胞淋巴瘤病例显示 EBV 阳性。

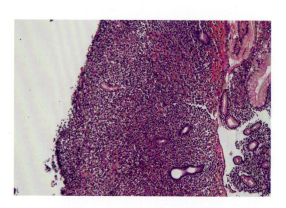

图 4-16　胃黏膜相关淋巴组织结外边缘区淋巴瘤 MALT（HE×100）

显微镜下，多数胃大 B 细胞淋巴瘤是由类似于无核裂大细胞（中心母细胞）组成，胞质稍丰富，有时呈浆母细胞或免疫母细胞表现（图 4-17）。免疫表型为 B 细胞表型。主要鉴别诊断是未分化癌和伯基特淋巴瘤，后者少数情况下原发于胃。

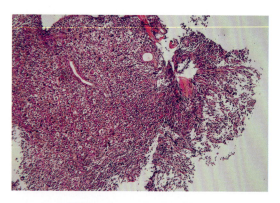

图 4-17　胃弥漫性大 B 细胞淋巴瘤（HE×100）

胃大 B 细胞淋巴瘤的预后明显优于胃癌，总体 5 年无病生存率大约为60%，并与肿瘤分期直接相关。提示预后良好的特征是：肿瘤体积小，累及浅肌层，有低级别 MALT 型淋巴瘤区域，以及无区域淋巴结受累。

3. 其他类型的淋巴瘤和相关疾病

（1）间变性大细胞淋巴瘤（anaplastic large cell lymphoma）很少原发于胃。

（2）浆细胞瘤（plasmacytoma）和多发性骨髓瘤（multiple myeloma）可累及胃，诊断时应排除恶性淋巴瘤伴有浆细胞特征。

（3）外周 T 细胞淋巴瘤（peripheral T-cell lymhoma）已有报道，主要由日本作者描述，有时与 HTLV-1 有关。

（4）结外 NK/T 细胞淋巴瘤（extranodal NK/T-cell lymphoma）可原发于胃并作为系统性疾病的一部分。

（5）霍奇金淋巴瘤（Hodgkin lymphoma）也可以发生于胃，但非常罕见。

（6）粒细胞肉瘤（granulocytic sarcoma）偶尔表现为胃部肿瘤且无骨髓受累，可与恶性淋巴瘤或癌混淆。

（7）朗格汉斯细胞组织细胞增生症（Langerhans cell histiocytosis）可能发生在胃部，可以是孤立性病变，也可以伴有其他部位疾病。少数情况下，其浸润的细胞（特征为 S-100 蛋白、CD1a 和 langerin 的免疫反应呈阳性）具有非典型性细胞学特征。

（五）其他肿瘤

1. 血管球和相关的肿瘤（glomus and relaxed tumor） 胃是这种肿瘤最常见的皮外发病部位之一，并且女性患者明显居多。显微镜下，血管球和相关的肿瘤由上皮样细胞组成，这些细胞排列在扩张的血管周围。免疫组织化学显示，血管球瘤肌动蛋白和钙调蛋白抗体呈阳性，并且其周围有丰富的基底膜物质，但结蛋白、S-100 蛋白和 CD117 抗体呈阴性。

2. 脂肪瘤（lipoma） 可出现在胃壁并可伸入腔内生长，在影像学检查中可出现典型的填充缺陷。有时它们在临床表现上类似于消化性溃疡。

3. 颗粒细胞瘤（granular cell tumor） 可以发生在胃黏膜下，可以是单发，也可以是多发，并且可能伴有胃肠道其他部位的类似肿瘤。

41

4. 周围神经鞘瘤（peripheral nerve sheath tumor） 可以发生在胃，需要与 GIST 和其他间叶性肿瘤鉴别。几乎所有的胃神经鞘瘤都有明显的淋巴细胞套围绕（图 4-18，图 4-19）。

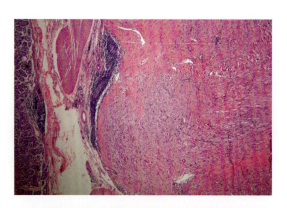

图 4-18　胃神经鞘瘤（HE×50）

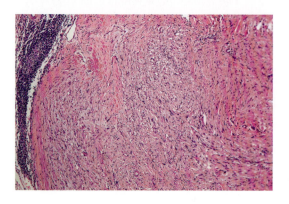

图 4-19　胃神经鞘瘤（HE×100）

5. 胃母细胞瘤（gastroblastoma） 是一种特殊的胃双相型上皮间质肿瘤，类似于滑膜肉瘤，但缺乏滑膜肉瘤典型的染色体异位。

6. 丛状纤维黏液瘤（plexiform fibromyxoma） 通常位于胃窦部。显微镜下，其特征为丛状壁内生长的多发微结节，以及黏液样、胶原和纤维黏液样区域内含有少量甚至中等量细胞。

7. 生殖细胞肿瘤（germ cell tumor） 发生在胃，最常见的两种是绒毛膜癌（choriocarcinoma）和卵黄囊瘤（yolk sac tumor）。这两种类型的肿瘤可以单独存在，也可以相互混合，或伴有传统的腺癌。

（黄传生　吴芳庚）

参考文献

[1] Rubio CA. Five types of pyloric cells in the antral mucosa of the stomach[J]. Pathol Res Pract, 1992, 188(1–2): 157–161.

[2] Thompson IW, Day DW, Wright NA. Subnuclear vacuolated mucous cells: a novel abnormality of simple mucin–secreting cells of non–specialized gastric mucosa and Brunner's glands[J]. Histopathology, 1987, 11(10): 1067–1081.

[3] Rubio CA, Stemmermann GN, Hayashi T. Ciliated gastric cells among Japanese living in Hawaii[J]. Jpn J Cancer Res, 2010, 82(1): 86–89.

[4] Sano J, Miki K, Ichinose M, et al. In situ localization of pepsinogens I and II mRNA in human gastric mucosa[J]. Acta Pathol Jpn, 1989, 39(12): 765–771.

[5] Lewin KJ. The endocrine cells of the gastrointestinal tract. The normal endocrine cells and their hyperplasias. Part I[J]. Pathol Annu, 1986, 21(Pt 1): 1–27.

[6] Solcia E, Rindi G, Silini E, et al. Enterochromaffin–like (ECL) cells and their growths: relationships to gastrin, reduced acid secretion and gastritis[J]. Baillières Clin Gastroenterol, 1993, 7(1): 149–165.

[7] Oka R, Okai T, Kitakata H, et al. Heterotopic pancreas with clacification: a lesion mimicking leiomyosarcoma of the stomach[J]. Gastrointest Endosc, 2002, 56(6): 939–942.

[8] Xin W, Greenson JK. The clinical significance of focally enhanced gastritis[J]. Am J Surg Pathol, 2004, 28(10): 1347–1351.

[9] Stemmermann GN. Intestinal metaplasia of the stomach. A status report[J]. Cancer, 1994, 74(2): 556–564.

[10]Jass JR, Filipe MI. The mucin profiles of normal gastric mucosa, intestinal

metaplasia and its variants and gastric carcinoma[J]. Histochemical J, 1981, 13(6): 931-939.

[11]Vernygorodskyi S. Immunohistochemical evaluation of mucin expression in precancerous tissue of stomach[J]. Exp Oncol, 2013, 35(2): 114-117.

[12]Nomura S, Terao S, Adachi K, et al. Endoscopic diagnosis of gastric mucosal activity and inflammation[J]. Dig Endosc, 2013, 25(2): 136-146.

[13]Sipponen P, Price AB. The Sydney System for classification of gastritis 20 years ago[J]. J Gastroenterol Hepatol, 2011, 26(Supplement s1): 31-34.

[14]Hui PK, Chan WY, Cheung PS, et al. Pathologic changes of gastric mucosa colonized by Helicobacter pylori[J]. Hum Pathol, 1992, 23(5): 548-556.

[15]Wyatt JI. Gastritis and its relation to gastric carcinogenesis[J]. Semin Diagn Pathol, 1991, 8(3): 137-148.

[16]EI-Zimaity HM, Genta RM, Graham DY. Histological features do not define NSAID-induced gastritis[J]. Hum Pathol, 1996, 27(12): 1348-1354.

[17]Parl FF, Lev R, Thomas E, et al. Histologic and morphometric study of chronic gastritis in alcoholic patients[J]. Hum Pathol, 1979, 10(1): 45-56.

[18]Sobala GM, O'Connor HJ, Dewar EP, et al. Bile reflux and intestinal metaplasia in gastric mucosa[J]. J Clin Pathol, 1993, 46(3): 235-240.

[19]Srivastava A, Lauwers GY. Pathology of non-infective gastritis[J]. Histopathology, 2007, 50(1): 15-29.

[20]Seifert E, Gail K, Weismüller J. Gastric polypectomy. Long-term results (survey of 23 centres in Germany)[J]. Endoscopy, 1983, 15(1): 8-11.

[21]Abraham SC, Park SJ, Lee JH, et al. Genetic alterations in gastric adenomas of intestinal and foveolar phenotypes[J]. Mod Pathol, 2003, 16(8): 786-795.

[22]Abraham SC, Montgomery EA, Singh VK, et al. Gastric adenomas - Intestinal-type and gastric-type adenomas differ in the risk of adenocarcinorna and presence of background mucosal pathology[J]. Am J Surg Pathol, 2002, 26(10): 1276-1285.

[23]Vieth M, Kushima R, Borchard F, et al. Pyloric gland adenoma: a clinico-

pathological analysis of 90 cases[J]. Virchow Arch, 2003, 442(4): 317-321.

[24]Chen ZM, Scudiere JR, Abraham SC, et al. Pyloric gland adenoma: an entity distinct from gastric foveolar type adenoma[J]. Am J Surg Pathol, 2009, 33(2): 186.

[25]Lauren P. The two histological main type of gastric carcinoma: diffuse and so-called intestinal-type carcinoma an attempt at a histo-clinical classification[J]. Acta Pathol Microbiol Scand, 1965, 64: 31-49.

[26]Yamagiwa H, Yoshimura H, Tomiyama H, et al. Clinico-pathological study of gastric cancers in the greater curvature[J]. Acta Pathol Jpn, 1984, 34(3): 519-527.

[27]Vinall LE, King M, Novelli M, et al. Altered expression and allelic association of the hypervariable membrane mucin MUC1 in Helicobacter pylori gastritis[J]. Gastroenterology, 2002, 123(1): 41-49.

[28]Lindén S, Nordman H, Hedenbro J, et al. Strain- and blood group-dependent binding of Helicobacter pylori to human gastric MUC5AC glycoforms[J]. Gastroenterology, 2002, 123(6): 1923-1930.

[29]Huntsman D, Carneiro F, Lewis F, et al. Prophylactic gastrectomy in patients with deleterious E-cadherin gene mutation[J]. Gastroentérol Clin Biol, 2001, 25(10): 931-932.

[30]Chun YS, Lindor NM, Smyrk TC, et al. Germline E-cadherin gene mutations: is prophylactic total gastrectomy indicated? [J]. Cancer, 2001, 92(1): 181-187.

[31]Ascaño JJ, Frierson H, Moskaluk CA, et al. Inactivation of the E-Cadherin gene in sporadic diffuse-type gastric cancer[J]. Mod Pathol, 2001, 14(10): 942-949.

[32]Tamura G, Yin J, Wang S, et al. E-Cadherin gene promoter hypermethylation in primary human gastric carcinomas[J]. J Nat Cancer Inst, 2000, 92(7): 569-573.

[33]Theuer CP, Campbell BS, Peel DJ, et al. Microsatellite instability in Japanese vs European American patients with gastric cancer [J]. Arch Surg, 2002, 137(8): 960-965.

[34]El-Rifai W, Powell SM. Molecular biology of gastric cancer[J]. Semin Radiat Oncol, 2002, 11(2): 128-140.

45

[35]Souza RF. Molecular and biologic basis of upper gastrointestinal malignancy—esophageal carcinoma[J]. Surg Oncol Clin North Am. 2002, 11(2): 257–272.

[36]Yao T, Kajiwara M, Kuroiwa S, et al. Malignant transformation of gastric hyperplastic polyps: alteration of phenotypes, proliferative activity, and p53 expression[J].Hum Pathol, 2002, 33(10): 1016–1022.

[37]Luinetti O, Fiocca R, Villani L, et al. Genetic pattern, histological structure, and cellular phenotype in early and advanced gastric cancers: Evidence for structure-related genetic subsets and for loss of glandular structure during progression of some tumors [J]. Hum Pathol, 1998, 29(7): 702–709.

[38]Grabsch H, Sivakumar S, Gray S, et al. HER2 Expression in gastric cancer: rare, heterogeneous and of no prognostic value – conclusions from 924 cases of two independent series[J]. Cell Oncol, 2010, 32(1–2): 57–65.

[39]Li QL, Ito K, Sakakura C, et al. Causal relationship between the loss of RUNX3 expression and gastric cancer[J]. Cell, 2002, 109(1): 113–124.

[40]Kim TY, Jong HS, Jung Y, et al. DNA hypermethylation in gastric cancer[J]. Aliment Pharmacol Ther, 2004, 20(Suppl 1): 131–142.

[41] Oshimo Y, Oue N, Mitani Y, et al. Frequent loss of RUNX3 expression by promoter hypermethylation in gastric carcinoma [J]. Pathobiology, 2004, 71(3): 137–143.

[42]Lee JH, Abraham SC, Kim HS, et al. Inverse relationship between APC gene mutation in gastric adenomas and development of adenocarcinoma[J]. Am Pathol, 2002, 161(2): 611–618.

[43]Liegl-Atzwanger B, Fletcher JA, Fletcher C. Gastrointestinal stromal tumors [J]. Virch Arch, 2010, 456(2): 111–127.

[44]Bates AW, Feakins RM, Scheimberg I. Congenital gastrointestinal stromal tumour is morphologically indistinguishable from the adult form, but does not express CD117 and carries a favourable prognosis [J]. Histopathology, 2000, 37(4): 316–322.

[45]Miettinen M, Lasota J, Sobin LH, et al. Gastrointestinal stromal tumors of the stomach in children and young adults: a clinicopathologic, immunohistochemical,

and molecular genetic study of 44 cases with long–term follow–up and review of the literature [J]. Am J Surg Pathol, 2005,29(10): 1373-1381.

[46]Misawa S, Takeda M, Sakamoto H, et al. Spontaneous rupture of a giant gastrointestinal stromal tumor of the jejunum: a case report and literature review[J]. World J Surg Oncol, 2014, 12: 153.

[47]Agaimy A, Vassos N, Märkl B, et al. Anorectal gastrointestinal stromal tumors: a retrospective multicenter analysis of 15 cases emphasizing their high local recurrence rate and the need for standardized therapeutic approach[J]. Int J Colorectal Dis, 2013, 28(8): 1057–1064.

[48]Basuroy R, Srirajaskanthan R, Prachalias A, et al. Review article: the investigation and management of gastric neuroendocrine tumours[J]. Alimentary Pharmacol Ther, 2014, 39(10): 1071–1084.

[49]Rindi G. Clinicopathologic aspects of gastric neuroendocrine tumors[J]. Am J Surg Pathol, 1995, 19(suppl 1): S20–29.

[50]Solcia E, Rindi G, Silini E, et al. Enterochromaffin–like (ECL) cells and their growths: relationships to gastrin, reduced acid secretion and gastritis[J]. Baillières Clin Gastroenterol, 1993, 7(1): 149–165.

[51]Klöppel G, Anlauf M, Perren A. Endocrine precursor lesions of gastroenteropancreatic neuroendocrine tumors[J]. Endocr Pathol, 2007, 18(3): 150–155.

[52]Solcia E, Capella C, Fiocca R, et al. Gastric argyrophil carcinoidosis in patients with Zollinger–Ellison syndrome due to type 1 multiple endocrine neoplasia. A newly recognized association[J]. Am J Surg Pathol, 1990, 14(6): 503–513.

[53]Ito T, Igarashi H, Jensen RT. Zollinger–Ellison syndrome: recent advances and controversies[J]. Curr Opin Gastroenterol, 2013, 29(6): 650–661.

[54]Rosenvinge E, Wank SA, Lim RM. Gastric masses in multiple endocrine neoplasia type I–associated Zollinger–Ellison syndrome[J]. Gastroenterology, 2009, 137(4): 1222–1537.

[55]Bordi C, D'Adda T, Azzoni C, et al. Hypergastrinemia and gastric enterochromaffin–

47

like cells[J]. Am J Surg Pathol, 1995, 19(Suppl 1): S8-19.

[56]D'Adda T, Keller G, Bordi C, et al. Loss of heterozygosity in 11q13-14 regions in gastric neuroendocrine tumors not associated with multiple endocrine neoplasia type 1 syndrome[J]. Lab invest, 1999, 79(6): 671-677.

[57]Lasota J, Dansonka-Mieszkowska A, Sobin LH, et al. A great majority of GISTs with PDGFRA mutations represent gastric tumors of low or no malignant potential[J]. Lab Invest, 2004, 84(7): 874-883.

[58]Medeiros F, Corless CL, Duensing A, et al. KIT-Negative gastrointestinal stromal tumors: proof of concept and therapeutic implications[J]. Am J Sur Pathol, 2004, 28: 889-894.

[59]Pauls K, Merkelbach-Bruse S, Thal D, et al. PDGFR-α and c-kit-mutated gastrointestinal stromal tumours (GISTs) are characterized by distinctive histological and immunohistochemical features[J]. Histopathology, 2005, 46(2): 166-175.

[60]Espinosa I, Lee CH, Kim MK, et al. A novel monoclonal antibody against DOG1 is a sensitive and specific marker for gastrointestinal stromal tumors[J]. Am J Sur Pathol, 2008, 32(2): 210-218.

[61]West RB, Corless CL, Chen X, et al. The novel marker, DOG1, is expressed ubiquitously in gastrointestinal stromal tumors irrespective of KIT or PDGFRA mutation status[J]. Am J Pathol, 2004, 165(1): 107-113.

[62]Kaifi JT, Strelow A, Schurr PG, et al. L1 (CD171) is highly expressed in gastrointestinal stromal tumors[J]. Mod Pathol, 2006, 19(3): 399-406.

[63]Isaacson PG, Du MQ. MALT lymphoma: from morphology to molecules[J]. Nat Rev Cancer, 2004, 4(8): 644-653.

[64]Okabe M, Inagaki H, Ohshima K, et al. API2-MALT1 fusion defines a distinctive clinicopathologic subtype in pulmonary extranodal marginal zone B-cell lymphoma of mucosa-associated lymphoid tissue[J]. Am J Pathol, 2003, 162(4): 1113-1122.

[65]Wolf-Peeters CD, Achten R. The histogenesis of large-cell gastric lymphomas[J]. Histopathology, 2010, 34(1): 71-75.

[66]Castro FA, Jansen L, Krilaviciute A, et al. Survival of patients with gastric lymphoma in Germany and in the United States[J]. J Gastroenterol Hepatol, 2015, 30(10): 1485-1491.

[67]Zhang J, Hu X, Liu X, et al. Prognostic factors in primary gastric non-Hodgkin's lymphoma——a single-center retrospective analysis of 103 cases from China[J]. Hepatogastroenterology, 2010, 57(101): 989-996.

[68]Paulli M, Rosso R, Kindl S, et al. Primary gastric CD30 (Ki - 1) - positive large cell non - Hodgkin's lymphomas. A clinicopathologic analysis of six cases[J]. Cancer, 1994, 73(3): 541-549.

[69]Kawamoto K, Nakamura S, Iwashita A, et al. Clinicopathological characteristics of primary gastric T-cell lymphoma[J]. Histopathology, 2009, 55(6): 641-653.

[70]Manley K, Dunning J, Nelson M, et al. HIV-associated gastric natural killer/T-cell lymphoma[J]. Int J STD AIDS, 2012, 23(1): 66-67.

[71]Mori N, Yatabe Y, Narita M, et al. Primary gastric Hodgkin's disease. Morphologic, immunohistochemical, and immunogenetic analyses[J]. Arch Pathol Lab Med, 1995, 119(2): 163-166.

[72]Huang XL, Tao J, Li JZ, et al. Gastric myeloid sarcoma without acute myeloblastic leukemia[J]. Word J Gastroenterol, 2015, 21(7): 2242-2248.

[73]Sarbia M, Mauerer R, Bettstetter M, et al. Langerhans cell histiocytosis of the stomach with BRAF-V600E-mutation: case report and review of the literature[J]. Z Gastroenterol, 2015, 53(4): 302-305.

[74]Miettinen M, Paal E, Lasota J, et al. Gastrointestinal glomus tumors: a clinicopathologic, immunohistochemical, and molecular genetic study of 32 cases[J]. Am J Surg Pathol, 2002, 26(3): 301-311.

[75]Johnston J, Heluig EB. Granular cell tumors of the gastrointestinal tract and perianal region. A study of 74 cases[J]. Dig Dis Sci, 1981, 26(9): 807-816.

[76]Goldblum JR, Rice TW, Zuccaro G, et al. Granular cell tumors of the esophagus: A clinical and pathologic study of 13 cases[J]. Ann Thorac Surg, 1996, 62(3): 860-

49

865.

[77]Hou YY, Tan YS, Xu JF, et al. Schwannoma of the gastrointestinal tract: a clinicopathological, immunohistochemical and ultrastructural study of 33 cases[J]. Histopathology, 2006, 48(5): 536-545.

[78]Fernandes T, Silva R, Devesa, V, et al. AIRP best cases in radiologic-pathologic correlation: gastroblastoma: a rare biphasic gastric tumor[J]. Radiographics, 2014, 34(7): 1929-1933.

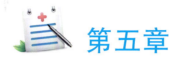

第五章
胃癌的实验室诊断

一、肿瘤标志物

（一）临床意义

血清肿瘤标志物在胃癌的早期诊断、鉴别诊断、疗效观察、预后判断和判断是否复发转移等方面具有重要的临床意义和价值。

1. 早期诊断及判断是否出现复发或转移　肿瘤标志物出现异常较影像学检查要早 3~12 个月，包括超过正常参考值水平的异常增高及正常参考值范围内的低水平渐进性增高，因此通过连续动态观察肿瘤标志物的变化情况能早期发现胃癌，或提示肿瘤可能发生了复发或转移。

2. 疗效观察　根据治疗过程中肿瘤标志物的变化情况可有效评估疗效，一般胃癌术后 1 个月肿瘤标志物应该降为正常，如果明显高于正常参考值水平，提示术后存在残留病灶，或手术时肿瘤已出现其他部位的转移；在放化疗或其他治疗过程中，如果肿瘤标志物水平下降提示该治疗方法有效，反之如出现肿瘤标志物持续性增高，则提示该治疗方案无效。

3. 预后判断　通过治疗前肿瘤标志物的情况能较好地判断患者的预后，肿瘤标志物水平越高，预后越差；多个肿瘤标志物同步增高，预后更差。

4.胃癌常见肿瘤标志物

（1）CEA：CEA是结肠癌组织中发现的一种分子量200 000的大分子糖蛋白，存在于3～6个月正常胎儿消化道内皮，在胚胎后期及出生后消失，但患肿瘤后又重新出现。

CEA在早期胃癌患者血中阳性率较低，但胃液中CEA值明显高于血清，这一点有利于胃癌的早期诊断。

CEA虽然在早期胃癌患者的血液中阳性率低，但特异性高。在动态随访过程中，如CEA表现为渐进性增高，哪怕检测结果在正常参考值范围内，也要警惕早期胃癌的可能。对超过正常参考值范围的低水平异常增高患者，建议结合病史分析，最好行胃镜检查以便发现早期胃癌。

CEA在不同病理类型胃癌中阳性率差异很大，其中黏液腺癌阳性率最高，印戒细胞癌阳性率低。

在胃癌患者动态随访时，如发现CEA逐渐增高，应警惕复发转移的可能。CEA的异常增高一般较临床影像学检查早3~13个月。

另外，正常人血清CEA会随年龄增长有所升高，严重吸烟者及慢性炎症患者也会增高，但一般不超过10ng/ml。

（2）CA19-9：CA19-9是一种类似单唾液酸Lewis血型抗原的抗原物质，在胃癌诊断中阳性率较CEA高，但特异性差。CA19-9与肿瘤进展密切相关，一般较CEA等肿瘤标志物更早提示肿瘤出现复发转移，并且癌肿进展越快，CA19-9值就越高。

CA19-9最常用于胆囊癌、胆管癌、胰腺癌、肠癌等恶性肿瘤的诊断、鉴别诊断、疗效观察及随访，但在胃肠道炎症、妇科良性疾病（子宫内膜炎和子宫肌瘤）、畸胎瘤、胆汁淤积、胰腺炎时常出现假阳性。

（3）CA72-4：CA72-4在胃癌中阳性率高达65%~70%，有转移者更高。CA72-4升高与疾病的分期有关系。外科手术后，CA72-4水平可迅速下降至正常值。如果肿瘤组织完全切除，CA72-4可持续维持在正常水平。在70%的复发病例中，CA72-4浓度首先升高，或在临床诊断为复发时也已升高。

CA72-4在其他恶性肿瘤如黏液性卵巢癌、结直肠癌、胰腺癌、胆囊癌、乳腺癌、肝癌中也会表现不同程度的升高。罹患胰腺炎、肝硬化、肺病、风湿病、妇科病、卵巢良性疾病、卵巢囊肿、乳腺病和胃肠道良性功能紊乱等疾病时会出现假阳性。

（4）AFP：AFP 是一种正常的胎儿球蛋白，分子量大约 70 000，由胚胎肝细胞合成，分泌至血清中，妊娠 1 个月胎儿血清 AFP 浓度开始升高，3 个月左右达高峰，32 周左右停止合成，胎儿血清 AFP 急剧下降，出生后 1 个月左右接近正常水平。妊娠 2 个半月后，孕妇血清 AFP 逐渐增高，随妊娠进展而增加，6 ~ 9 个月达高峰，一般在 500ng/ml 以下，产后 20 天降至正常。AFP 是迄今为止最特异的肿瘤相关生物学标志物之一。

AFP 最常用于肝细胞肝癌及含有内胚窦结构的生殖系统恶性肿瘤的诊断、鉴别诊断、疗效观察及预后判断。但一种特殊病理类型胃癌——胃肝样腺癌的 AFP 值经常会异常增高，这种胃癌侵袭性强，易发生肝转移，预后较差。通过 AFP 的检测可对该种类型胃癌进行诊断、鉴别诊断及预后评估。

（5）Her-2/neu：Her-2/neu 即人类表皮生长因子受体 -2，是一种跨膜蛋白，具有胞内区、跨膜区和胞外区三个部分。在肿瘤患者中，通过酶切作用胞外区即 ECD 部分可以进入血液循环，从而可以通过化学发光等技术进行检测。

在正常成人组织中，此基因表达水平很低，主要在乳腺、胃肠道、呼吸道和泌尿生殖道上皮表达。当此基因被异常激活时，过度表达的 Her-2/neu 蛋白会导致细胞生长失控，并具有抗坏死、诱导新生血管形成的作用。

通过检测外周血 Her-2/neu 并根据其检测结果对乳腺癌、胃癌的诊疗具有一定的价值，如 Her-2/neu 阳性提示肿瘤侵袭性较强，Her-2/neu 异常增高提示肿瘤可能发生复发或转移，如 Her-2/neu 由阴性转为阳性提示基因突变，可由此制定并更改治疗方案。

血清 Her-2/neu 测定是一种简捷、方便、可动态监测患者体内 Her-2/neu 变化的检查方法，能弥补病理只能对实体肿瘤进行检测、难以动态监测的不足。

（6）CA125：CA125 是卵巢癌较特异的肿瘤标志物，在卵巢癌中阳性率高达 82.7%，与病理类型密切相关，其中以浆液性囊腺癌最高，可达 96.3%，黏液腺癌 55%。宫颈癌、胰腺癌、胃癌、肺癌及结直肠癌也有一定的阳性率。

当胃癌发生腹膜转移时，CA125 的值会明显增高。

5.肿瘤标志物检测注意事项

（1）肿瘤标志物检测的连续性：治疗前完成基线水平的检测，治疗中在每次治疗前后动态检测，治疗完成后动态随访：一般 2 年内，每 3 个月检测 1 次；3~5 年，每半年 1 次；5~7 年，每年 1 次。

（2）对超过测量上限的标志物需测出实际值：为有效观察疗效，对超过试剂盒测量上限的样本进行稀释，检测出实际值。

（3）准确分析肿瘤标志物的检测结果：每个实验室最好制定本实验室参考值范围，结合设备、质控、病史、病人生理及病理、治疗等情况，综合分析肿瘤标志物的检测结果。

（陈志军）

参考文献

[1] Findlay JM, Antonowica S, Segaran A,et al.Routinely staging gastric cancer with ^{18}F-FDG PET-CT detects additional metastases and predicts early recurrence and death after surgery[J]. Eur Radiol, 2019，29(5):2490-2498.

[2] Sun G, Cheng C, Li X, et al.Metabolic tumor burden on postsurgical PET/CT predicts survival of patients with gastric cancer[J]. Cancer Imaging. 2019,19(1):18.

[3] Loharkar S, Malhotra G, Asopa RV.18F-FDG PET/CT in a Rare Case of Poland Syndrome and Gastric Cancer[J]. Clin Nucl Med, 2021,46(4):e195-e197.

[4] Tang L, Wang XJ, Baba H, et al. Gastric cancer and image-derived quantitative parameters: Part 2-a critical review of DCE-MRI and 18F-FDG PET/CT findings[J]. Eur Radiol, 2020,30(1):247-260.

[5] Brandon AH,Terence ZW.18F-FDG-PET/CT Imaging for Gastrointestinal Malignancies[J] .Radiol Clin North Am, 2021,59(5):737-753.

[6] Salmanoglu E.The role of [^{18}F]FDG PET/CT for gastric cancer management[J].Nucl Med Rev Cent East Eur, 2021, 24(2):99-103.

[7]　Qin C, Shao F, Gai Y, et al. ^{68}Ga-DOTA-FAPI-04 PET/MR in the evaluation of gastric carcinomas: comparison with ^{18}F-FDG PET/CT[J]. J Nucl Med, 2022,63(1):81-88.

[8]　Clemens K,Paul F,Thomas L,et al.68Ga-FAPI PET/CT: Tracer uptake in 28 different kinds of cancer[J]. J Nucl Med, 2019,60(6)：801-805.

第六章

胃癌的影像学诊断及鉴别诊断

外科手术是胃癌的主要治疗手段,早期胃癌局限于黏膜层时可行内镜治疗,进展期胃癌可行新辅助放疗和(或)化疗。准确的胃癌术前诊断及分期对于临床选择适合的治疗方案以及评价预后有着重要的指导价值。

随着影像技术的不断发展,目前临床上用于检测胃癌的影像手段越来越多,主要包括 X 线钡餐造影检查、超声内镜(EUS)、多层螺旋 CT(MDCT)、MRI 及 PET-CT 等。X 线钡餐造影主要用于发现病灶,观察病灶位置,了解胃腔的动态情况,不能用于分期。PET-CT 由于费用高,在国内普及度不够,因此也不能作为胃癌的常规分期检查。临床常用的 EUS、CT 及 MRI 对胃癌的分期都有较好的效果。

第一节　胃癌 T 分期的影像诊断

胃癌原发灶分期,即 T 分期,主要评估胃癌原发灶的浸润程度及其周围结构的侵犯情况,是影响胃癌治疗方案选择的重要因素。胃癌分期依赖的手段包括物理检查、实验室检查、影像学检查、内镜检查[包括超声内镜(endoscopic ultrasonography,EUS)细针穿刺及活检和诊断性腹腔镜探查(腹腔灌洗细胞学检查)等]。EUS 和 CT(胸部 + 腹部 + 盆腔、口服对比剂、增强扫描)应作为 cTNM 分期的初始影像学手段，PET-CT 和 MRI 可作为进一步精确分期应用的补充手段。

目前影像学诸手段受到分辨率的限制，尚无法准确区分胃壁的 5 层结构（黏膜层、黏膜下层、肌层、浆膜下层和浆膜层），也就难以准确判断癌肿浸润的深度，尤其是菲薄的浆膜层基本无法显示，导致 T3 和 T4a 期鉴别困难。

一、EUS

EUS 因将超声探头安装在内镜顶端，从而具备内镜及超声双重功能，在直接观察胃肠道黏膜病变的同时，可以清晰显示与组织学相对应的 5 层胃壁的结构，也是目前唯一能较准确鉴别黏膜与黏膜下癌的手段。EUS 作为胃癌临床 T 分期的首选影像检查技术，用于诊断分期的 EUS 机型需配备多频环扫探头（5.0、7.5、10.0、12.0 MHz），患者检查前空腹 8 小时以上，将 EUS 探头插入至十二指肠降部，在退镜过程中观察。病理学中，胃壁可以分为 5 层结构：黏膜层、黏膜下层、固有肌层、浆膜下层和浆膜层。第 8 版分期手册中指出 EUS 可将正常胃壁分为 5 层，且呈高低相间回声。根据胃壁各层的回声特点，制定 EUS 的临床 T 分期标准：cT1a 期：内高外低的回声带中出现异常回声；cT1b 期：高回声的黏膜下层见异常回声；cT2 期：低回声的固有肌层回声异常；cT3 期和 cT4a 期分辨不清：浆膜层和浆膜下层均表现为高回声；cT4b 期：侵犯浆膜外邻近结构。对于较大的胃癌肿块，EUS 无法显示病变的完整边界，更无法判断肿瘤是否累及胃周及邻近结构，因此 EUS 对 cT4a 和 cT4b 的诊断准确率较低。但 EUS 分辨浆膜下层和浆膜层的能力较弱，二者均表现为高回声，因此对 cT3 和 cT4a 的诊断准确率也较低。总之，EUS 广泛应用于胃癌治疗前临床 T 分期，但操作者因素、设备差异、病变位置、组织类型以及是否有溃疡都会影响 EUS 对胃癌临床 T 分期的诊断准确率。尤其是对位于胃底贲门和幽门前区病变的检查，因技术上难度大，会严重影响 EUS 对胃癌临床 T 分期的准确率。当胃腔狭窄而探头无法通过时，EUS 也无法进行胃癌的临床 T 分期。

57

胃双重超声成像（double contrast-enhanced ultrasonography， DCEUS）是指在胃灌注成像基础上联合应用静脉成像的一种检查方式，能提供病灶定位及定性两方面的信息。有研究显示胃 DCEUS 对进展期胃 T 分期诊断准确率＞85%，可作为较准确评估进展期胃癌 T 分期的影像学方法，但对于早期胃癌评估能力欠佳，可能是由于病灶周围的炎性反应以及新生血管导致胃壁层次结构不清，从而影响超声分辨。

总之，EUS 广泛应用于胃癌治疗前临床 T 分期，但操作者主观因素、设备差异、病变位置以及组织类型都会影响分期的准确率。

二、消化道造影

胃肠道疾病 X 线造影检查主要应用气钡双重造影，能够显示黏膜面的微细结构，对早期胃癌的诊断具有重要价值。

隆起型（Ⅰ型）：肿瘤呈类圆形突向胃腔内，高度＞5mm，边界锐利、宽基底、表面粗糙，表现为大小不等、不规则的充盈缺损。

浅表型（Ⅱ型）：肿瘤表浅、平坦，沿黏膜及黏膜下层生长，形态不规则，多数病变边界清楚，少数边界不清，其中三个亚型隆起与凹陷均不超过5mm。在良好的双对比剂及加压的影像上才能显示出胃小区与胃小沟破坏呈不规则颗粒状杂乱影，有轻微的凹陷与僵直，多数病灶界限清楚。

凹陷型（Ⅲ型）：肿瘤形成明显凹陷，深度超过 5mm，形态不规则。造影检查表现为形态不规整、边界明显的龛影，其周边的黏膜皱襞可出现截断或融合等。

由于早期胃癌的病变范围较小，因而 X 线双重造影检查的重点是发现病变（图 6-1-1），诊断需要结合内镜与活检结果方能明确。

进展期胃癌的病灶大小约 2 ~ 15cm，不同部位以及不同类型的胃癌 X 线造影检查表现各不相同。一般可以表现为：①充盈缺损；②胃腔狭窄；③龛影形成；④黏膜皱襞破坏、消失、中断；⑤癌瘤区胃壁僵硬、蠕动消失。

X 线钡餐造影主要用于发现病灶，可以显示胃肠道位置、形态、黏膜以及蠕动情况，但是对于肿瘤的内部成分、胃壁的浸润深度、周围组织及脏器的侵犯以及转移的显示存在局限性，因此不能用于术前分期。

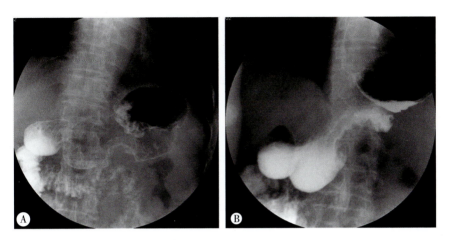

图6-1-1　男性,52岁,胃癌患者。图A及图B为上消化道X线钡餐造影,图B为充盈相,显示胃大弯侧一较大充盈缺损,局部胃腔狭窄,图A为黏膜相,显示胃大弯侧黏膜皱襞破坏、中度,胃壁僵硬

三、CT检查

随着CT技术的快速发展，多层螺旋CT（MDCT）增强检查已经广泛应用于胃癌的术前分期。2012年一项Meta分析结果显示，CT胃癌T分期准确率为75%~85%；同期一项关于EUS胃癌分期的Meta分析显示，EUS胃癌T分期准确率为75%。有文献报道认为在术前T分期的准确度方面，CT与EUS的差异不大，但对于早期胃癌T分期的辨别有一定的难度，尤其是T1期。CT仿真内镜可直接观察胃黏膜病变，而且视野良好，与传统内镜相比，胃小弯和十二指肠球部的病变可有效评估。有学者报道MPR技术和仿真内镜技术联合应用可鉴别黏膜内癌（cT1a）和黏膜下癌（cT1b和cT2）。

在临床实践中，CT普及率更广、检查方便且无创。目前在我国大多数医院主要依靠CT作为胃癌治疗前CT分期的手段。CT检查要规范操作流程，首先检查前要保证胃腔的充分充盈和胃壁扩张。其次口服阴性对比剂，然后静脉注射对比剂行多期增强扫描，以获得形态稳定、对比鲜明的胃癌断层图像。

扫描获得的数据,除了观察常规横断位图像外,还需要进行多平面重建(MPR)。因胃癌可沿胃壁 360° 环周生长,仅观察轴面图像可能遗漏重要分期的征象,采用 MPR 技术,可以获得多角度、多方位的重组图像,且图像不失真,避免了部分容积效应的影响,能更准确地判断肿瘤浸润胃壁的深度、周围脏器及邻近血管受侵的情况(如结合矢状面评价胰腺及横结肠侵犯,结合冠状面评价膈肌及肝门侵犯),故多平面重建对胃癌的诊断和分期有重要意义。国际抗癌联盟及美国癌症联合会(UICC/AJCC)2016 年 10 月发布的第 8 版胃癌 TNM 分期中,也明确提出 MPR 在胃癌分期的重要性,对于今后的规范化推广具有指导意义。

在规范操作的情况下,正常胃壁的增强 CT 征象有三种表现:①在食管下端及贲门区域,胃壁表现为均匀强化的单层结构;②胃壁偶尔表现为双层结构,其中黏膜层明显强化;③胃壁偶尔也可呈现三层结构,黏膜层明显强化,黏膜下层和固有肌层位于中间低密度区域,浆膜下层和浆膜层表现为稍高密度伴轻度强化且界限不清。近年来,浆膜侧高强化亮线征和断面表盘分区法对于 cT3 和 cT4a 的鉴别有较高的实用价值。

2019 年,我国卫生健康委员会公布的《胃癌诊疗规范》中也提出了 CT 的征象标准:

cT1a 期:内层黏膜不增厚,呈线性强化,中层低密度带完整;

cT1b 期:累及中层低密度带内侧 50% 的区域(异常强化);

cT2 期:累及中层低密度带外侧 50% 的区域(异常强化),外层高密度带完整;

cT3 期:累及外层高密度带,三层结构不清,但浆膜面光滑且胃周间隙清晰(图 6-1-2);

cT4a 期:胃壁浆膜面凹凸不平,边缘毛糙,与邻近结构无或有较小接触面(图 6-1-3);

cT4b 期:癌灶累及邻近结构,接触面较大,邻近结构形态及密度异常。

尽管 CT 对于胃癌术前 T 分期的研究结果趋于一致,但仍存在很多局限性。为了获得全胃的黏膜显影,受检者需要进行多期增强扫描,从而增加了受检者的辐射剂量。其次胃食管结合部的病灶由于充盈受限，膈肌以及周围组织的影响，导致该部位黏膜显示和浆膜面连续性难以评估，从而降低了此区域 T 分期的准确性。

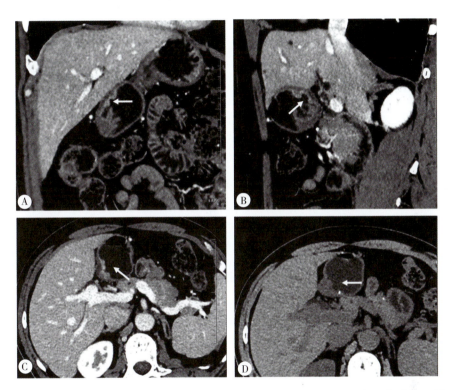

图 6-1-2　男性，64 岁，胃小弯黏膜面溃疡型肿块，病理提示低中分化腺癌。图 A CT 增强冠状位图像；图 B 矢状位图像；图 C 横断位图像显示胃小弯侧局部黏膜凹凸不平、明显强化，高强化癌肿超过胃壁总厚度 50%，浆膜面完整。胃癌 T2 期；图 D CT 平扫图像显示胃壁增厚（箭头）。

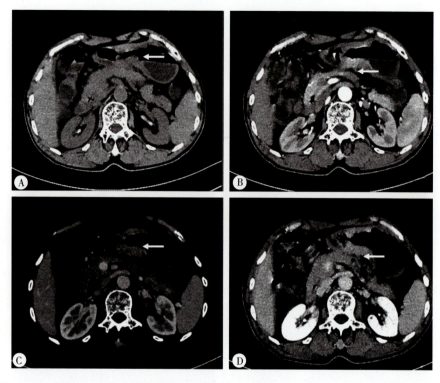

图 6-1-3　男性，58 岁，胃小弯侧溃疡性肿块，低分化腺癌侵犯全层及周围脂肪间隙。图 A CT 平扫及三期增强扫描图像显示高强化癌肿侵犯胃壁全层，浆膜面不规则，周围脂肪间隙条带状浸润（图 B、图 D），胃癌 T4a 期

四、MRI 检查

　　MR 的软组织分辨率明显优于 CT，在神经和骨骼系统中广为应用。MR 平扫序列较多，可在不同成像方式下进行信号比较，以帮助提示病灶基本特性。此外，MR 扫描无辐射，可重复进行屏气动态增强扫描，无需注射很多对比剂，且极少发生过敏反应。

　　胃癌的 MRI 操作规范与 MDCT 相同。扫描序列除常规的 T1WI、T2WI 和 T2WI 脂肪抑制序列外，还包括 DWI 和 MRS 等功能成像及动态增强扫描。常规 MRI（T1WI 和 T2WI）和 DWI 均无法准确诊断所有临床 T 分期的胃癌，但 DWI 序列可增加肿瘤边界与正常胃壁和其周围脂肪间隙的对比度，广泛应用于肿瘤诊断。与常规 MRI 相比，DWI 可以提高胃癌患者 TNM 分期的敏感度和准确性，尤其是 T 分期，因为在影像上肿瘤边界显示更清楚，与正常胃壁组织及周围脂肪间隙的对比更加明显（图 6-1-4）。

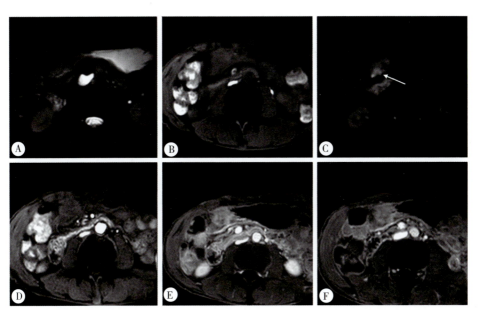

图 6-1-4　患者男性，72 岁，行上腹部 MRI 平扫及增强扫描，图 A、B 分别为 T1WI 及 T2WI 脂肪抑制序列，显示胃窦部胃壁增厚。图 C 为 DWI 图像，显示病变区信号增高，浆膜层受累呈高信号，边缘毛糙，局部呈尖角状突起，累及周围脂肪间隙。图 D ~ F 增强扫描病变区胃壁明显强化

　　MRI 尚无关于胃癌临床 T 分期的标准共识。有学者对离体胃癌标本进行 MR 扫描，并对正常胃 MR 表现进行描述：T1W 可显示低信号黏膜层、低或高信号黏膜下层、低信号固有肌层和浆膜层。T2W 固有肌层可分为低信号内环肌、高信号肌间组织和低信号外纵肌。另外，在对活体正常胃壁 MRI 增强研究中发现，动态增强下可分辨出明显强化的黏膜层、中间低信号黏膜下层以及有一定强化作用的肌层和浆膜层共 3 层。

　　与 MDCT 相比，MR 动态增强加脂肪抑制以及延迟扫描对胃癌早期病变的分辨率更高，在贲门区病灶、肝转移瘤的诊断与鉴别方面表现更为突出。但

MR 检查时间长，且费用高于 CT，因此不作为胃癌患者的首选检查。

第二节　胃癌 N 分期的影像学诊断

胃癌的淋巴结转移分期，即 N 分期，主要评估胃周区域淋巴结转移的情况，包括淋巴结转移的显示和定性，它不仅是影响胃癌临床分期及治疗方案的重要因素，也是影响疾病预后的主要因素之一。胃癌淋巴结转移术前评估的医学影像学技术包括超声、CT、PET-CT 和 MRI。

AJCC 第八版将胃周区域淋巴结分为 13 组，包括胃腔周围 7 组（分别是贲门左淋巴结、贲门右淋巴结、小弯淋巴结、大弯近侧淋巴结、大弯远侧淋巴结、幽门上淋巴结、幽门下淋巴结），血管周围 4 组（分别是胃左动脉旁淋巴结、肝总动脉旁淋巴结、脾动脉旁淋巴结、腹腔干淋巴结），脏器周围 2 组（分别是脾门旁淋巴结、肝十二指肠旁淋巴结）。胃癌淋巴结转移状态的正确评估存在许多争论和疑问亟待解决。以往认为直径 >10 mm 的淋巴结均为转移淋巴结，事实上较小的淋巴结可能已发生转移，增大的淋巴结也并非完全都是转移性的，部分可能是炎性所致。故不能单纯以淋巴结大小作为判定转移的标准。N 分期时，需结合淋巴结的大小、形态、数目和强化程度等进行综合评判，但是尚未有可供临床操作参考的阈值标准。受到分辨率的限制，目前 CT 难以准确评价直径 5mm 以下小淋巴结的转移情况，而这部分淋巴结恰恰是胃癌转移淋巴结的一部分。因此，无论联合数目、形态、强化情况等多种指标或应用能谱 CT 等功能影像学手段，还是联合各种生物学行为指标建立人工智能模型进行评价，目前均难以解决 N 分期水平不高的临床现状。

一、EUS

EUS 对胃癌转移淋巴结的检出率受部位和大小的影响，多数腹腔动脉旁的转移淋巴结由于离超声探头较远而难以检出。此外，EUS 受超声束穿透距离的限制（7.5MHz，最大穿透距离为 5 ~ 7cm），一般情况下，肝右叶大部分、腹腔内肠系膜上血管以下的后腹膜和肠系膜淋巴结等均不能被探及。由此可见，

EUS 对于胃癌 N 和 M 分期的评估存在一定的局限性，尤其对于 M 分期不能提供准确的结论，且 EUS 难以区分炎性和转移性的淋巴结。

DCEUS 不仅可以显示淋巴结的形态及回声，还可以对血液灌注进行分析，转移淋巴结在超声下呈现不均匀的显著强化，中心可见坏死的无灌注区，淋巴结皮髓质分界不清，进而融合；炎性淋巴结则多表现为从淋巴门开始的均匀强化，边界清晰。有研究发现 DCEUS 对胃癌 N 分期的准确度仅为 59.57%，漏诊为主要因素。当淋巴结位置较深时，超声无法探及。

二、CT

MDCT 扫描速度快，成像范围广，对于胃周及远隔淋巴结的显示明显优于超声，增强扫描及后处理技术也能较准确地显示转移淋巴结的部位、数目、大小及强化特点，提高胃周小淋巴结的检出率，这些技术是目前胃癌 N 分期的主要检查手段。CT 的准确度因地域、人种等因素存在较大差异，东亚国家 CT 对于 N 分期的准确性明显高于欧美。国际上普遍认为，当淋巴结的形态为蚕食状，中心为相对低密度，呈串珠状融合并压迫相邻血管时，提示转移的可能性大。有报道显示胃癌患者最大的转移淋巴结直径与淋巴结转移数目呈线性相关，准确率与采用检出转移淋巴结计数的方法基本一致，且可避免不足分期的情况，有望作为传统方法的补充。

目前转移淋巴结阈值从 5 ~ 15mm 不等，一直没有统一的标准。有学者认为不同区域淋巴结采用不同径线标准，如胃周及膈角处以淋巴结的短径 >6mm 为诊断标准，其他部分淋巴结以短径 >8mm 为标准，这样能更好地预测胃周淋巴结转移情况，对判断淋巴结是否转移有一定的临床意义。但如果将淋巴结径线大小作为唯一判断标准，往往会造成假阳性，因为一些炎性病变也会引起淋巴结增大。除淋巴结大小变化外，淋巴结的形态变化也与周围淋巴结转移有密切关系。边缘模糊毛糙、被膜受侵，淋巴门消失（类圆形）等均提示淋巴结转移（图 6-2-1）。另外淋巴融合、出现巨大淋巴结等也提示淋巴结转移的可能较大。除此之外，还可以结合正常扫描进一步判定淋巴结是否存在转移，正常淋巴结在增强 CT 上往往强化不明显，但转移性淋巴结却可出现明显强化和强化不均匀，当淋巴结内出现坏死等变化，增强图像上可呈现结样强化的淋巴结内出现低密度影，也提示可能是淋巴结转移。

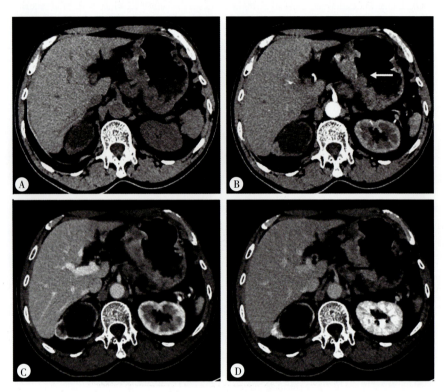

图 6-2-1　患者男性，66 岁，胃小弯侧胃癌侵犯全层（图 B 白箭头），胃周淋巴结转移，淋巴结体积增大、边缘毛糙、强化不均匀，内部见低密度坏死区（图 D 黑箭头）

三、MRI

常规 MRI 显示较小的转移性淋巴结效果不佳，临床应用有限。而磁共振扩散加权成像技术（DWI）是常规序列很好的补充，敏感性高，能够检测出较小的转移性淋巴结。当淋巴结发生转移时，有肿瘤细胞浸润，限制瘤水分子的扩散导致弥散系数数值（ADC 值）降低。DWI 可以通过 ADC 值的测定，定量分析转移淋巴结与非转移淋巴结，非转移淋巴结的 ADC 值明显高于转移淋巴结。研究显示 DWI 对转移淋巴结敏感性较高，可以弥补 MDCT 的不足，2

种技术的联合应用可能会提高 N 分期的准确性。

超微超顺磁性氧化铁颗粒（USPIO）是一种新型 MRI 对比剂。正常淋巴结摄取后在 MRI 上呈黑色；而转移淋巴结因吞噬细胞被破坏，只能摄取部分对比剂，导致呈部分黑色或不着色，由此可以区分淋巴结是否为转移。

第三节　胃癌的 M 分期影像诊断

AJCC 分期（第 8 版）明确将远隔（非局域）淋巴结的转移定义为远处转移（M1）而不属于 N 分期，包括胰后、胰十二指肠、胰周、肠系膜上、中结肠、腹主动脉旁及腹膜后淋巴结。影像评估时应注意区分和判断（图 6-3-1）。

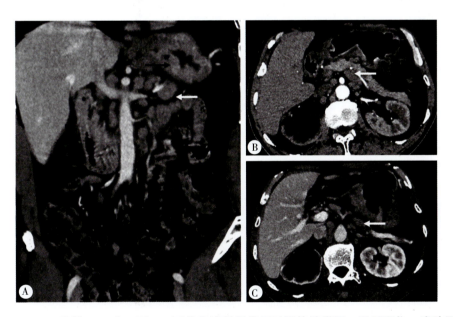

图 6-3-1　男性，66 岁，图 A：冠状位增强图像显示胃体壁增厚、明显强化，癌肿累及胃壁全层（黑箭头），胃周及血管周围多发淋巴结肿大（白箭头）；图 B：显示胰腺后方；图 C：显示腹主动脉、腹膜后多发淋巴结肿大

除了将远隔（非区域）淋巴结转移定为 M1，胃癌最常见的远处转移部位为腹膜和肝脏（图 6-3-2）。EUS 对远处转移的分辨能力有限，多用于观察胃

周围器官的情况。胸、腹、盆部CT是cM分期的常用手段，MRI不作为第一选择。

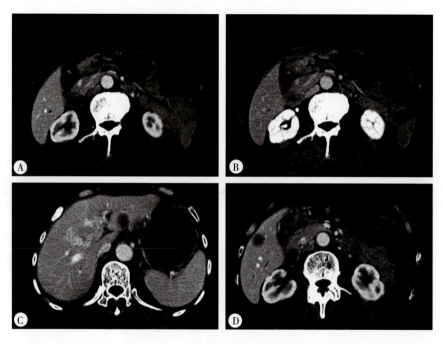

图6-3-2　男性，45岁，图A、图B显示胃窦壁不规则增厚、明显强化，累及胃壁全层；图C、图D显示肝S3及S6各见一枚低密度小结节，结节边缘轻度强化，提示胃窦癌肝脏多发转移

PET-CT能够发现CT漏检的病灶，应用于CT及MRI难定性的病灶。PET-CT一次成像可获得全身各方位的断层图像，对于原发肿瘤的评估价值不大，但检测淋巴结转移，特别是远处淋巴结转移PET-CT发挥着重要的作用。因费用高，不适宜作为胃癌的常规检查，多用于肿瘤检测、分期和疗效评估。

第四节　鉴别诊断

一、胃间质瘤

胃肠道间质瘤（gastrointestinal stromal tumors，GIST）是消化道最常见

的原发性间叶组织肿瘤，整个消化道均可发生，但胃部最常发生，其次是小肠。在生物学行为上可从良性至恶性，免疫组化检测通常 CD117 和 DOG1 阳性。多数情况下，GIST 发生在胃体部，其次是胃底部，胃窦最少见，表现为腹痛、腹胀、呕血、黑便等非特异性症状，尤其是小的 GIST 平素无症状，很难早期发现并诊断，最终需要病理和免疫组化确诊。

胃间质瘤生物学行为相对惰性，尤其直径 <2cm 的几乎均为良性，间质瘤是位于胃黏膜下隆起性病变，常规内镜检查不能作出定位、定性诊断。超声内镜能清晰显示胃壁的 5 层结构及邻近组织或器官，并准确定位黏膜下病变与组织间关系，还可测量肿瘤大小，辨别肿瘤的起源层以及根据肿瘤回声特点明确肿瘤性质，为进一步治疗提供方案和依据。由此可见，EUS 是目前诊断胃间质瘤的首选方法。胃间质瘤典型的影像特征为：起源于固有肌层的低回声。在胃镜下表现为球形或半球形黏膜下隆起，表面光滑或有溃疡，活检钳可发现肿瘤在黏膜下滑动。

多层螺旋 CT 通过三维重建技术能获得多方位图像，可以多角度地观察病灶部位（图 6-4-1），更为直观地反映病灶分布情况，从而提高阳性检出率。病变多发生在胃体部，生长方式可分为腔内型（病变突入胃腔内）、腔外型（病变向胃腔外生长）、腔内外型（同时向胃腔内外生长）和胃肠道外型（发生在胃肠道外），以腔外型最常见。胃黏膜多较完整，增强后可见病变表面胃黏膜线样强化，黏膜下肿块低危者直径多小于 5cm，平扫密度均匀，钙化少见，增强呈均匀强化；中高危者肿块形态多不规则，部分可呈分叶状，直径大于 5cm，平扫密度不均，呈不均匀强化，内部可见囊变、坏死；肿瘤较大时易形成溃疡。而胃癌好发于胃窦部，受累胃壁不规则增厚，增强扫描动脉期不均匀明显强化，以黏膜破坏、胃壁僵硬、胃腔狭窄梗阻及区域淋巴结转移为主要表现，较少形成软组织肿块。

二、胃淋巴瘤

胃淋巴瘤占胃恶性肿瘤 3% ～ 5%，仅次于胃癌，居第二位。胃淋巴瘤起源于胃黏膜固有层和黏膜下层的淋巴组织，可单发也可多发，可伴有多组淋巴结肿大，绝大多数为非霍奇金淋巴瘤。

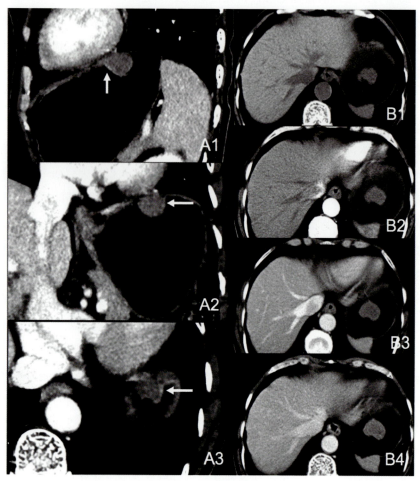

图 6-4-1　患者女性，62 岁，胃底部见一软组织结节突向胃腔生长；图 B1：平扫密度均匀；图 B2 ～ B4：增强扫描呈渐进性均匀强化；图 A1 ～ A3：MPR 显示胃黏膜面完整（箭头）。术后病理为胃间质瘤，危险度分级为低危

本病发病年龄低于胃癌，多在 40 ～ 50 岁之间，多发生在胃体，甚至全胃。早期无任何症状，随病变进展，可有上腹疼痛，其次为食欲不振、消瘦、恶性呕吐等，可伴有肿块，浅表淋巴结肿大及肝脾肿大，很少出现幽门梗阻。影像上常见弥漫增厚型，表现为胃壁广泛明显增厚（多＞ 1cm），病变范围广，

常见多个胃区多节段受累。增强早期可见未受累的黏膜呈明显线样强化，而病灶仅轻中度强化。病变段胃壁外缘光滑平整并有一定柔软度，不同时期扫描胃腔形态可有变化，胃腔很少变窄或出现梗阻，这种胃部病变的严重程度与胃容积改变表现出的不一致性，为胃淋巴瘤的一个非常重要的特点，也是与胃癌的鉴别要点。胃癌特别是进展期，病变段胃壁僵硬，扩张受限，容易引起梗阻，CT 上表现腔内生长或管壁浸润，密度不均匀，伴坏死、溃疡，强化明显。

胃淋巴瘤容易引起远处淋巴结转移，不伴有胃周淋巴结增大，肾门水平腹膜后淋巴结肿大，此淋巴结转移方式是原发性胃恶性淋巴瘤的特征性表现。CT 或 MRI 显示淋巴结密度均匀，边界清楚，增强强化较均匀，坏死少见，而胃癌往往首先出现区域淋巴结转移，且强化不均匀，容易出现坏死。

三、胃神经内分泌肿瘤

胃神经内分泌肿瘤是起源于胃黏膜或黏膜下肽能神经元或神经内分泌细胞的神经内分泌肿瘤，好发于中老年人，生物学行为具有显著异质性，通常表现为缓慢生长、低度恶性、至高转移性等。临床表现多样，且出现较晚，包括上腹饱胀不适、吞咽困难、恶性呕吐、便血、腹泻等非特异性症状，无症状者也不在少数。

胃神经内分泌肿瘤临床分三型。Ⅰ型：在慢性萎缩性胃炎的基础上发生，血清胃泌素增加，胃镜下可以看见多发的胃息肉样病灶，绝大多数病灶 <1cm，发生部位主要在胃体和胃底，转移率较低，预后良好，病理分级多为 G1 级。CT 上表现为黏膜或黏膜下多发小结节，轻中度强化，直径 <1cm，易漏诊。Ⅱ型：胃泌素明显增高，不合并有慢性萎缩性胃炎，往往在胃泌素瘤的基础上发生，因而胃酸分泌过多，分布部位与Ⅰ型相似，预后与合并胃泌素瘤的严重程度有关，病理分级为 G1 或 G2 级。CT 多表现为胃体边缘光滑的 1~2cm 的结节，可见胃壁增厚，黏膜或壁内结节，增强呈中度强化。Ⅲ型：胃泌素正常，单发居多，多数病灶 >2cm，可以分布于胃的各个部位，以胃窦部多见，预后较差。病理分级 G3，容易转移。CT 表现与一般腺癌相似，呈菜花状、溃疡状肿块或管壁的浸润性增厚，强化程度多较胃癌明显，延迟强化多见，往往在门脉期达到强化峰，且大多数均匀强化，少数有囊变、坏死呈不均匀强化。其恶性程度较高，

71

胃壁癌更易发生转移，转移淋巴结及肝脏病者亦强化明显。

第五节　PET/CT 在胃癌诊疗中的临床应用

PET-CT 高度集合了放射、物理、电子、药学、材料等多门学科，将最高端的正电子发射计算机断层显像（positron emission tomography，PET）与先进的计算机断层显像（computed tomography，CT）完美融合于一体，被誉为"现代医学高科技的皇冠"。通过向人体注射放射性核素标记的正电子药物，PET 能够显示肿瘤的分子与功能代谢信息，CT 能够提供病灶的精准解剖定位信息，两者图像融合，一次显像即可获得肿瘤的解剖结构和功能代谢信息，并通过测量最大标准摄取值（maximum standardized uptake value，SUV_{max}）等定量、半定量参数，为肿瘤诊疗提供科学依据。PET-CT 已广泛应用于临床诊疗，在胃癌的诊断治疗、疗效评估、复查随访等方面发挥重要作用。

目前，^{18}F-FDG 是临床运用最为广泛的 PET-CT 显像剂。^{18}F-FDG PET-CT 显像是基于胃癌组织的葡萄糖代谢水平高于正常组织，即胃癌原发病灶及其转移灶的 SUV_{max} 高于正常组织，以获取肿瘤病灶的部位、数目、大小、边界、密度、代谢活性等重要诊断信息，为进行准确的 TNM 分期、制定科学的治疗方案、预测疗效和预后等方面提供解剖和代谢水平的重要依据。

一、胃恶性肿瘤的早期诊断

胃癌起源于胃黏膜上皮细胞，按不同的方式侵袭性生长，肿瘤细胞增殖活跃，葡萄糖代谢水平高。PET-CT 对肿瘤的分辨率可达到 5mm，对早期胃癌、微小转移灶的诊断具有显著优势。CT 可显示胃部肿瘤位置、大小、形态、黏膜及各层组织侵犯情况，周围淋巴结侵犯情况等解剖位置及影像特点等信息。但在淋巴结转移方面以大小作为主要判断依据，易造成漏诊，并且无法反映肿瘤代谢情况。PET 能反映胃部原发病灶，周围组织及全身各部位肿瘤代谢情况，即使病灶很小也能表现为高代谢。PET、CT 的同机融合图像反映了胃癌局部及全身的解剖及分子功能代谢情况，因此可以较好地应用于肿瘤的早期诊断（图

6-5-1，图 6-5-2，图 6-5-3 ）。需要指出的是，FDG 代谢水平与肿瘤的分化程度、增殖水平、患者血糖水平等因素有关，因此并非所有胃癌的 SUV_{max} 均

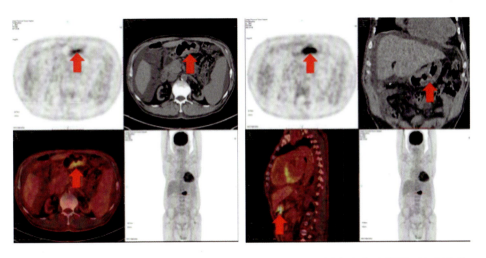

图 6-5-1　男性，52 岁，腹部胀痛不适 2 个月，PET-CT 示胃窦小弯壁增厚，溃疡形成，^{18}F-FDG 高度摄取（箭头所示），合并腹水，全身其他部位未见核素异常摄取。术后病理：低分化腺癌

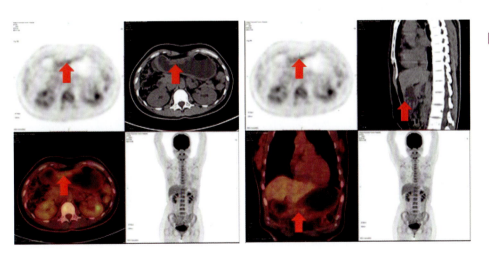

图 6-5-2　女性，43 岁，胃部疼痛不适 1 个月余，PET-CT 示胃窦前壁增厚，^{18}F-FDG 轻度摄取（箭头所示），全身其他部位未见明显核素异常浓聚。术后病理：黏膜内腺癌

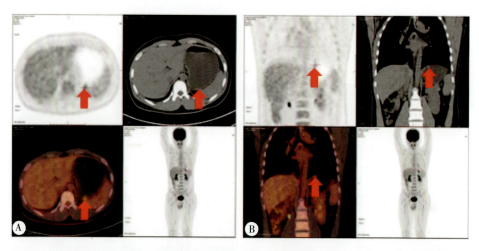

图 6-5-3　男性，17 岁，胃底壁局限性增厚，横断位（图 A）及冠状位（图 B）
^{18}F-FDG 代谢增高。病理：套细胞淋巴瘤

表现为显著增高。一般而言，分化程度越低，增殖速度越快，肿瘤组织
SUV_{max} 越高，同源转移灶多呈类似表现。部分特殊病理类型的胃癌（如印戒
细胞癌），FDG 代谢一般仅轻度增高或与正常胃壁代谢水平接近，又缺少典
型的 CT 表现，PET-CT 会造成一定的假阴性，需要结合病史、胃镜、血清肿
瘤标志物、CT、MRI 等相关信息进行综合分析。

二、胃部病变的鉴别诊断

1. 胃淋巴瘤　表现为胃壁局限性或弥漫性增厚，密度均匀，以弥漫大 B
细胞淋巴瘤最为常见，FDG 代谢增高，胃黏膜多连续规则（图 6-5-4），但
部分胃淋巴瘤需要与皮革胃鉴别，需结合肿瘤相关标志物、胃镜并组织学活检
进行鉴别。另外，不同病理类型的淋巴瘤 ^{18}F-FDG 代谢也不一致。

2. 胃间质瘤　多起源于肌层，FDG 代谢增高，SUV_{max} 与分化程度相关，
黏膜受压向腔内移位，黏膜面规则连续是重要的影像鉴别要点，胃镜多提示黏
膜下隆起性病变。

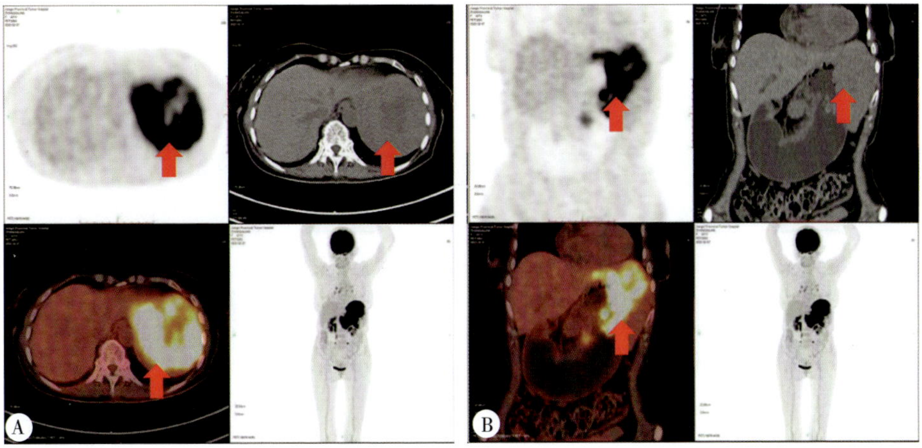

图 6-5-4 女性，发现胃占位 6 个月余，横断位（图 A）及冠状位（图 B）示胃底、胃体显著增厚，^{18}F-FDG 明显高代谢。病理：胃弥漫大 B 细胞淋巴瘤

3. 胃炎 常表现为黏膜均匀性增厚、FDG 代谢轻度增高，SUV_{max} 一般低于 5.0，发病部位以胃窦常见，部分病例需与早期印戒细胞癌、胃癌治疗后状态鉴别，是首选的鉴别方法。

4. 胃息肉 多表现为黏膜面局限性增厚或隆起，表面光滑，无或轻度 FDG 代谢增高，如病灶直径 > 1cm 或 FDG 代谢明显增高，应警惕恶变的可能，需进行胃镜加组织病理学检查以明确诊断。

三、胃癌的临床分期

胃癌精准临床分期是选择治疗方案及预测疗效的关键因素。PET-CT 显像能够反映胃癌的 CT 影像表现和肿瘤病灶的葡萄糖代谢水平，全身显像能够在全身范围内发现淋巴结及远处转移灶，特别是常规影像检查容易忽视的微小转移病灶（图 6-5-5 至图 6-5-9），因此，PET-CT 在胃癌的 TNM 分期的准确性明显高于 CT 及 MRI。

75

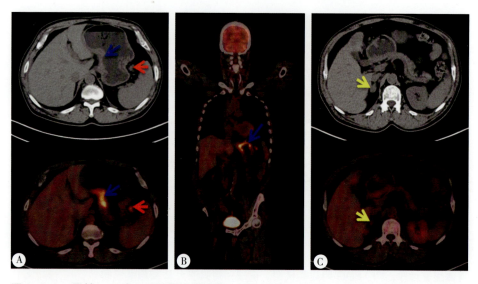

图 6-5-5　男性，57 岁。无明显诱因消瘦，CEA 升高。横断位（图 A）及冠状位（图 B）提示胃壁增厚、^{18}F-FDG 高度摄取（蓝箭头）、胃周小淋巴结（红箭头）高代谢，（图 C）右肾上腺结节无代谢，考虑胃癌并胃周淋巴结转移、右肾上腺良性病变。T4aN2M0，Ⅲ期

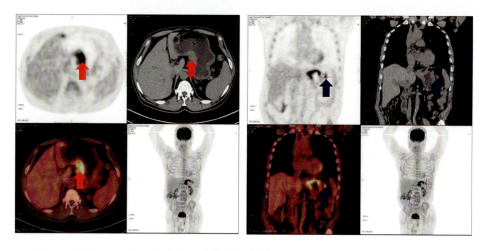

图 6-5-6　男性，60 岁，胃癌侵犯浆膜（红色箭头），腹腔淋巴结转移（蓝色箭头），^{18}F-FDG 高代谢，T4aN2M0，Ⅲ期

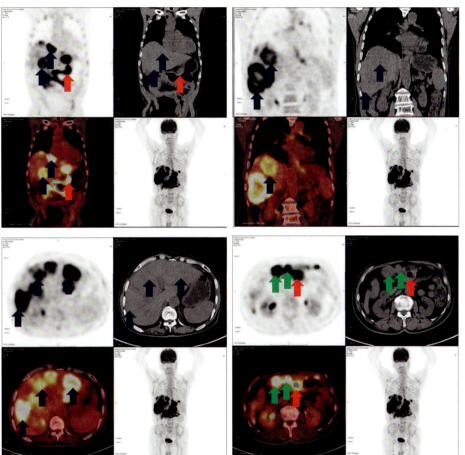

图6-5-7　男性,74岁,胃癌侵犯浆膜外间隙（红色箭头）并肝脏（蓝色箭头）多发转移、腹腔多发淋巴结（绿色箭头）转移，^{18}F-FDG高代谢，T4bN3aM1，Ⅳb期

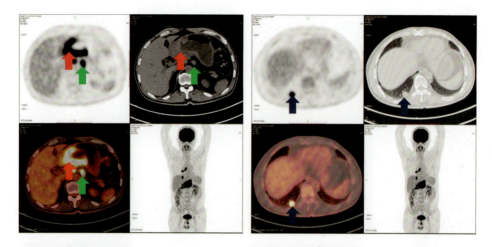

图6-5-8 男性，52岁，胃窦癌（红色箭头）侵犯浆膜，腹腔多发淋巴结（绿色箭头），右下肺（蓝色箭头）转移，^{18}F-FDG 高代谢，T4aN3aM1，Ⅳb 期

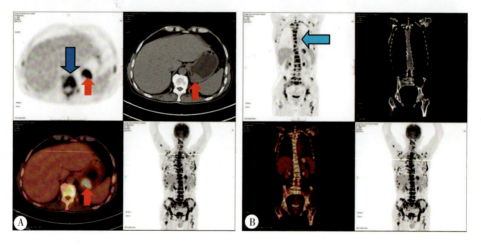

图6-5-9 男性，62岁，胃体癌（红色箭头），全身广泛骨转移（蓝色箭头），^{18}F-FDG 高代谢，T3N0M1，Ⅳb 期

四、胃癌的疗效评估

胃癌是消化道最常见的恶性肿瘤之一，临床上依据 CT、MRI 影像遵循实体肿瘤的 RECIST 标准进行疗效评估，PET-CT 在 RECIST 的基础上，增加了

肿瘤代谢的 PERCIST 评估，同时兼顾了肿瘤的形态及代谢变化（图 6-5-10），疗效评估更加科学、准确。

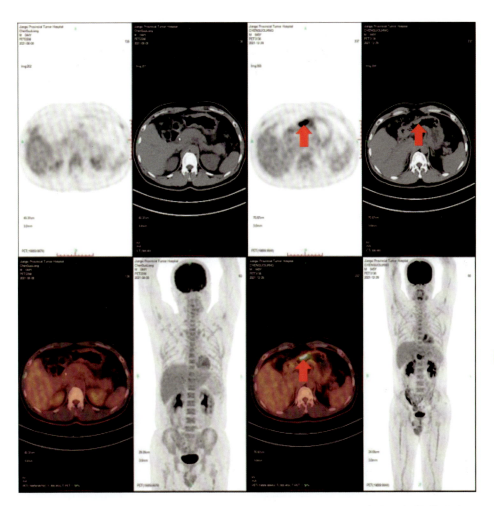

图 6-5-10　男性，45 岁，胃癌化疗后半年复查 PET-CT，原肿瘤病灶较前增大、^{18}F-FDG 代谢增高（红色箭头），提示病情进展

五、判断胃癌的复发与转移

胃癌的治疗主要包括手术、放疗、化疗、靶向治疗、免疫治疗等，临床上

以综合治疗为主，PET-CT 在胃癌治疗后判断局部复发、淋巴结及远处转移具有显著优势（图 6-5-11），以及胃癌相关肿瘤标志物增高等方面具有重要的临床应用价值。

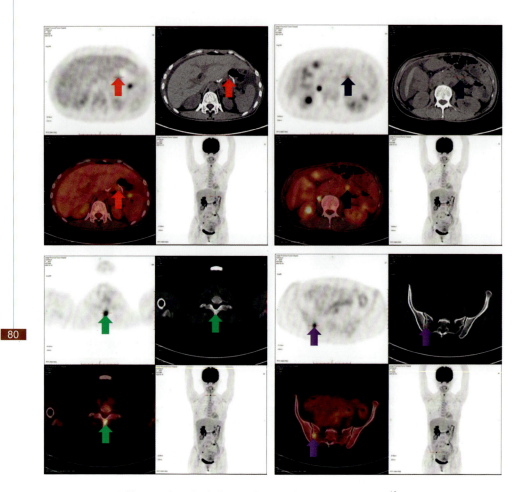

图 6-5-11　女性，53 岁，胃癌术后 1 年，吻合口无明显增厚，^{18}F-FDG 代谢正常，提示局部无复发（红色箭头），但腹腔淋巴结（蓝色箭头）、第 7 颈椎（绿色箭头）、骶骨（紫色箭头）^{18}F-FDG 高度代谢，提示转移

六、不同正电子显像剂在胃癌中的临床应用

^{18}F-FDG 是临床应用最广泛的 PET-CT 显像剂，反映胃癌的糖代谢水平，敏感性高，但特异性较低。多种新型分子探针作为正电子显像剂应用于胃癌的 PET-CT 显像，能够补充 ^{18}F-FDG 显像的不足，提高诊断的特异性，如 ^{11}C-CHO、^{68}Ga-FAPI（图 6-5-12）、^{18}F-FMISO 等。

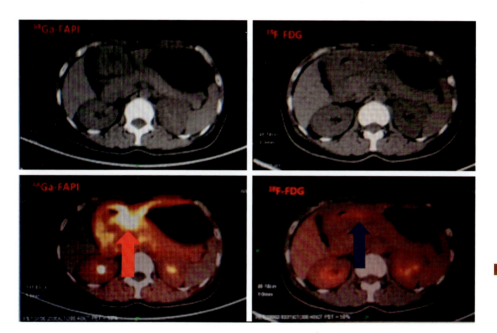

图 6-5-12　男性，45 岁，胃印戒细胞癌，^{68}Ga-FAPI（红色箭头）明显高代谢，同期 ^{18}F-FDG（蓝色箭头）轻度高代谢

综上所述，PET-CT 在胃癌的早期诊断、鉴别诊断、临床分期、制定并修改治疗计划、疗效观察、指导穿刺活检等方面均具有一定的价值和独特优势。随着越来越多的新型诊疗一体化的分子探针的研发及临床应用，PET-CT 必将在胃癌的诊断和治疗中发挥更加重要的作用。

（阎　岚　陈志军　彭德新）

参考文献

[1] Amin MB, Edge SB, Greene FL, et al. AJCC Cancer Staging Manual[M]. 8th ed . New York: Springer, 2017.

[2] Cardoso R, Cobum N, Seevaratnam R, et al. A systematic review and meta-analysis of the Utility of EUS for preoperative staging for gastric cancer[J]. Gastric Cancer, 2012, 15(Suppl 1): S19-S26.

[3] Kim JH, Song KS, Youn YH, et al. Clinicopathlologic factors influence accurate endosonographic assessment for early gastric cancer [J]. Gastrointest Endosc, 2007, 6(5): 901-908

[4] Yan C, Bao X, Shengtu W, et al. Preoperative gross classification of gastric adenocarcinoma: comparison of double contrast-enhanced ultrasound and multi-detector row CT[J]. Ultrasound Med Biol, 2016, 42: 1431-1440.

[5] Seevaratnam R, Cardoso R, McGregor C, et al. How useful is preoperative imaging for tumor, node, metastasis(TNM)staging of gastric cancer? A meta-analysis[J]. Gastric Cancer, 2012, 5 Suppl 1: S3-18. DOI: 10.1007/s10120-011-0069-6.

[6] Cardoso R, Coburn N, Seevaratnam R, et al. A systematic review and meta-analysis of the utility of EUS for preoperative staging for gastric cancer[J]. Gastric Cancer, 2012, 15 Suppl 1: S19-S26.

[7] 胡国权，郝建成，范元军，等 . 256 层 CT 动态增强及后处理技术在胃癌术前 TNM 分期的临床应用 [J]. 皖南医学院学报 , 2017, 36: 378-381.

[8] Lee IJ, Lee JM, Kim SH, et al. Diagnostic performance of 64-channnel multidetector CT in the evaluation of gastric cacer : differentiation of mucosal cancer (T1a) from submucosal involvement (T1b and T2)[J]. Radiology, 2010, 255(3): 805-814.

[9] Kim YN, Choi D, Kim SH, et al. Gastric cancer staging at isotopic MDCT including coronal and sagittal MPR images: endoscopically diagnosed early vs advanced gastric cancer [J]. Abdom Imaging, 2009, 34(1): 26-31

[10]张梦梅，杨泠，危春荣，等 . CT 浆膜高强化征鉴别诊断 T3 期与 T4a 期胃癌 [J], 中

国医学影像技术 , 2019, 35(9): 1361-1364.

[11]Lee SL, Ku YM, Jeon HM, et al. Impact of the cross-sectional location of multidetector computed tomography scans on prediction of serosal exposure in patients with advanced gastric cancer [J]. Ann Surg Oncol, 2017, 24(4): 1003-1009.

[12]中华人民共和国国家卫生健康委员会 . 胃癌诊疗规范 (2018 年版)[J]. 肿瘤综合治疗电子杂志 , 2019, 5(1): 55-82.

[13]Liu S, He J, Guan W, et al. Added value of diffusion-weighted MR imaging to T2-weighted and dynamic contrast-enhanced MR imaging in T staging of gastric cancer [J]. Clin Imaging, 2014, 38: 122-128.

[14]Caivano R, Rabasco P, Lotumolo A, et al. Gastric cancer : the role of diffusion weighted imaging in the preoperative staging [J]. Cancer Invest, 2014, 32: 184-190.

[15]Yamada I, Saito N, Takeshita K, et al. Early gastric carcinoma : evaluation with high-spatial-resolution MR imaging in vitro [J]. Radiology, 2001, 220(1): 115-121.

[16]Wang CK, Kuo YT, Liu GC, et al. Dynamic contrast-enhanced subtraction and delayed MRI of gastric tumors: radiologic-pathologic correlation [J]. J Comput Assist Tomogr, 2000, 24(6): 872-877.

[17]Pan Z, Pang L, Ding B, et al. Gastric cancer staging with dual energy spectral CT imaging[J]. PLoS One, 2013, 8(2): e53651.

[18]Zhang XP, Wang ZL, Tang L, et al. Support vector machine model for diagnosis of lymph node metastasis in gastric cancer with multidetector computed tomography: a preliminary study[J]. BMC Cancer, 2011, 11: 10.

[19]谭蜀川 , 罗晓茂 , 李支尧 . 双重超声造影在胃癌术前评估中的价值 [J]. 现代肿瘤医学 . 2018, 26: 600-603.

[20]Dhar DK, Kubota H, Kinukawa N, et al. Prognostic significance of metastatic lymph node size in patients with gastric cancer[J]. Br J Surg, 2003, 90(12): 1522-1530.

[21]D'Elia F, Zingarelli A, Palli D et al. Hydro-dyrnamic CT preoperative staging of gastric cancer: Correlation with pathological findings. A prospective study of 107 case [J]. Euro Radiol, 2000, 10(12): 1877-1885.

[22]Caivano R, Rabasco P, Lotumolo A, er al. Gastric cancer: the role of diffusion weighted imaging in the preoperative staging[J]. Cancer Invest, 2014, 32: 184-190.

[23]Luo M, Song H, Liu G, et al. Comparison of DWI and 18F-FDG PET/CT for assessing preoperative N-staging in gastric cancer: evidence from a meta-analysis[J]. Oncotarget, 2017, 8: 84473-84488.

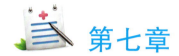

第七章

胃癌的内镜诊断及鉴别诊断

胃镜下可直视胃癌病变形态和胃腔内受累范围，并可获取组织标本进行病理检查，是确诊胃癌的必需检查手段。随着放大内镜、分光内镜、色素内镜、超声内镜等检查设备和技术的不断更新，使得临床早期发现、早期治疗胃癌成为可能。近年来无痛内镜检查技术不断推广，群众对内镜检查的接受度逐渐提高，消化内镜在胃癌诊疗工作中发挥着越来越重要的作用。

一、胃癌诊疗中消化内镜相关的病理学及组织学知识

（一）胃正常黏膜

也称胃固有黏膜，由表面的小凹上皮和深部的固有腺体组成，固有腺体主要分为贲门腺、胃底腺、幽门腺，在胃内自口侧开始依次分布。贲门腺分布于贲门部，距贲门口附近 1~3cm，幽门腺分布于胃窦部，距幽门口约 4~5cm，胃底腺存在于两者之间。

（二）萎缩和肠化

胃黏膜萎缩是指在各种刺激因素，主要是幽门螺杆菌（H.pylori，Hp）感染的作用下，胃固有腺体和小凹上皮减少。随着慢性炎症进展，逐渐出现肠上皮化生。内镜下胃黏膜萎缩表现为胃黏膜变薄、褪色、黏膜下层的血管透现，肠上皮化生的典型内镜表现为胃窦部灰白色的扁平隆起。

（三）胃癌的组织学类型分类

各种指南或分类中胃癌的组织学分型是十分复杂且详细的，其中《胃癌处理规约》第 15 版的分类在内镜诊断中应用较多。临床中为尽量减少病理医生之间组织学类型诊断结果不一致的问题，多采用 Lauren 分型和中村分类。Lauren 分型从病理学概念出发将胃癌分为肠型和弥漫型两类，兼具两者特征的或难以划分类型的胃癌称为混合型或不能分型。中村分类从胃癌发生细胞及生长方式角度出发，依据有无腺管形成，将胃癌分为分化型和未分化型，在日本的临床实际工作中应用广泛（表 7-1）。由肠上皮化生而来，可以观察到腺管形成的为分化型胃癌，包括乳头状腺癌、高 / 中分化管状腺癌；从胃固有黏膜发生，未能看见腺管形成的为未分化癌，包含低分化腺癌、印戒细胞癌、黏液癌等。

表 7-1　胃癌的组织学类型分类—日本第 15 版《胃癌处理规约》

1）普通型（common type）

a. 乳头状腺癌（papillary adenocarcinoma，pap）

b. 管状腺癌（tubular adenocarcinoma，tub）

　（1）高分化（well differentiated type，tub1）

　（2）中分化（moderately differentiated type，tub2）

c. 低分化腺癌（poorly differentiated adenocarcinoma，por）

　（1）实性型（solid type，por1）

　（2）非实性型（non-solid type，por2）

d. 印戒细胞癌（signet-ring cell carcinoma，sig）

e. 黏液癌（mucinous adenocarcinoma，mec）

2）特殊型（special type）

神经内分泌肿瘤（carcinoid tumor）、伴淋巴细胞浸润的癌（carcinoma with lymphoid stroma）、腺鳞癌（adenosquamous carcinoma）、胃底腺型胃癌（adenocrcinoma of fundic gland type）、未分化型癌（undifferentiated carcinoma）等

（四）胃癌的发生、生长方式

胃癌的不同组织学分型及生长增殖方式的差异，是形成胃癌内镜下各种征

象最本质的原因。

1. 分化型胃癌　多由慢性浅表性胃炎—慢性萎缩性胃炎—肠化—不典型增生—胃癌的经典路径发生，其增殖过程中破坏原有腺管形态，并使腺管呈现分支、分裂、融合等异常排列。因基底膜的防护，分化型胃癌向黏膜深层浸润往往需要较长的时间，而表层黏膜萎缩肠化，组织相对松散，从而使病变早期更易向黏膜表层浸润，故内镜下常表现为隆起性或凹陷性病变。手拉手型胃癌指表皮存在非肿瘤性上皮，从黏膜固有层的中间层向深层广泛地水平方向进展的中分化型胃癌，腺管之间不规则地分支、融合，也被称为横行癌。这种类型胃癌属于低异型度分化癌，但其增殖方式及内镜下表现却与未分化型癌有相似，病理诊断及临床诊断中均要慎重。

2. 未分化型胃癌　多为胃固有腺管颈部来源的恶变，在黏膜内向侧面方向进展，并破坏增殖带，同时因表面正常黏膜较为致密，病变极易向疏松的黏膜下层浸润，内镜下观察到的常为凹陷性或平坦性病变。Linitis plastica（LP）型胃癌，是来源于黏膜固有层中的印戒细胞癌，具有独特生长方式和生物学行为。病变早期就开始向黏膜固有层以下浸润，并逐渐蔓延至全胃，纤维化出现相对延迟，内镜下只能观察到一小部分病变，受累边界难以确定。晚期随着结缔组织增生性反应，在胃内形成广泛的纤维化，表现为典型的胃皱襞粗大、胃壁僵硬、胃腔狭窄等特点。LP型胃癌的增殖方式特殊，因而更有侵袭性，病变早期内镜及其他辅助检查对具体浸润深度及范围评估均较困难，应引起临床足够重视。需要注意的是，每种类型的胃癌发生、发展方式并不绝对，并且一个病灶或同一个患者可能同时存在不同分化类型的胃癌，因此对病变的观察和思考应该尽量全面而客观。

（五）胃癌三角理论

由中村恭一提出的胃癌三角理论，是指背景黏膜、组织学分型、内镜下形态表现三者之间可相互推断、相互印证的胃癌内镜学诊断理论。尽管随着内镜设备和胃癌诊断理论的不断更新，对胃癌的病理组织学及内镜下形形色色的表现认识得更加全面，胃癌三角理论仍是目前内镜筛查胃癌理论的基石（图7-1）。

87

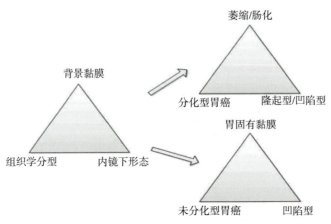

图 7-1　胃癌三角理论

二、胃癌的消化内镜下诊断

（一）检查前病史采集及准备

1.病史采集　包括年龄、性别、主诉不适、既往病史等基本情况的问诊。首先需排除急性上消化道穿孔、急性期腐蚀性食管炎或胃炎，严重的脏器功能障碍的生命体征无法维持者及患有精神疾病不能配合检查者等上消化道检查的禁忌证。未分化型胃癌的发病总体趋势趋于年轻化，女性多见，而分化型胃癌以年长男性多发。如患者有长时间不能缓解的胃痛、胃胀、消化不良，多提示上消化道的实质性病变的存在，当伴随呕吐、贫血、消瘦等症状时，更需警惕恶性病变的存在。如既往有胃部肿瘤切除病史，需注意病变的复发和再发，如有肺癌、乳腺癌、肝胆管癌等病史，又出现上述消化道症状时，需注意胃部转移癌的发生。近期1~2周内有无使用影响凝血功能或刺激胃黏膜的药物，对凝血有影响的药物如阿司匹林、双嘧达莫氯吡格雷等抗血小板药物，或华法林、肝素等抗凝药物，阿司匹林还会引起胃黏膜的损伤，类似药物还有保泰松、布洛芬、对乙酰氨基酚等，还有泼尼松、可的松、地塞米松等肾上腺皮质激素类药物的使用也会诱发胃黏膜损伤。

2.检查前的准备　主要是胃腔的清空和清洁。一般胃的排空需要4~6小时，术前至少禁食6小时，禁饮2小时，胃镜检查前一天晚餐后禁食，如果近期有消化不良、进食后腹胀或呕吐症状时，应适当延长禁食时间。若行上消化道手术如食管癌手术、胃大部分切除术后，既往胃镜提示存在胃潴留，也应适当延长禁食时间，必要时可行胃肠减压帮助胃排空，或检查前 3~5 天流质无渣饮食，以避免食物残渣影响黏膜的观察。胃镜检查前服用二甲硅油、西甲硅油、链霉蛋白酶等去泡剂，保证胃腔内清洁，并服用局部麻醉药物，减少咽喉敏感性，提高对内镜侵入的耐受。常用的多为酰胺类和酯类局麻药物，如盐酸利多卡因、丁卡因、奥布卡因等，胶、浆质地多见。

（二）胃镜观察步骤

为避免遗漏，应按照全面、固定的观察步骤，但具体的观察顺序可因个人操作习惯而不同。为避免过多气体扩张胃腔，导致靠近幽门及十二指肠困难，上消化道进镜和观察多使用中等空气量，遵循口咽部—食管—贲门部—幽门部—十二指肠球部—十二指肠降部—再次观察十二指肠球腔（尤其注意观察幽门腔侧面）—胃窦—胃角—胃底穹隆（倒镜）—贲门部（倒镜）—胃体腔（倒镜，口侧至肛侧）—胃体（正镜肛侧至口侧）—胃底正镜—再次观察贲门及其正下方的前后壁、大小弯侧—重新进镜至窦体交界处抽吸空气—退镜观察食管的顺序。胃腔内每个部位的观察要有前后壁、大小弯侧的全周观察意识，还应培养近景和远景全方位观察的理念。受患者呼吸和充气影响较大的贲门部、处于切线位的后壁、反转镜身易被内镜遮挡的胃体小弯侧、皱襞分布多及黏液湖潴留的大弯侧均是观察中容易疏漏的重点部位。需要患者配合调整呼吸，并通过适当充气抽吸黏液，冲洗胃腔等方法，保证视野清晰，减少漏诊。研究证明足够长的观察时间和足够多的图片留存是提高上消化道肿瘤性疾病检出率的重要手段，一般不含活检的胃镜检查合理耗时在 7 分钟左右，胃腔内留图至少 22 张。

（三）胃癌的内镜下诊断

1. 背景黏膜观察

（1）正常胃黏膜：指无 HP 感染，也无中性粒细胞浸润、萎缩、肠化等炎症侵袭的胃黏膜。白光内镜下表现：胃底腺与幽门腺区域间未见明显界限，胃内黏液透亮，胃底腺及贲门腺区域可见呈"鸡爪"样的 RAC（regular arrangement of collecting venules，集合静脉的规则排列），胃体大弯侧皱襞细小，呈直线走形（图

89

7-2）。有些患者还可见胃窦、胃体脊状发红，胃底腺息肉。

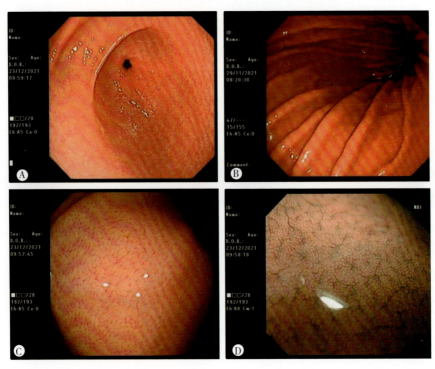

A：正常胃窦部 / 幽门腺区域黏膜，光滑，有光泽，充分给气可见黏膜下层血管网透现；B：正常胃体大弯侧 / 胃底腺区域黏膜，皱襞形态均一，表面光滑，黏液湖清亮；C：胃底腺区域靠近观察可见 RAC；D：RAC 在 NBI 放大观察中表现为青色的黏膜较深层血管

图 7-2　内镜下的正常胃黏膜

（2）HP 感染：HP 感染是胃癌发生的高危因素，分化型胃癌多见于由长期 HP 感染所致的伴肠化、不典型增生的严重萎缩性胃炎中，而未分化型胃癌常见于由 HP 感染所致的累及胃窦、胃体的活动性全胃炎中。内镜下除了可以取活检行快速尿素酶测定以检测 HP 的存在，受 HP 感染所致的胃黏膜还有比较特殊的表现，而 HP 现症感染与既往感染的内镜下表现是不同的。

HP 现症感染内镜下表现有：弥漫性发红（diffuse redness），点状发红（spotty redness），黏膜肿胀（mucosal swelling），黏膜皱襞肿大、蛇形（mucosal enlarged fold，tortuous fold），鸡皮样胃炎（nodular gastritis），增生性息肉

（foveolar–hyperplastic polyp）等，胃内黏液浑浊，且白色泡沫残留增多（图7-3）。

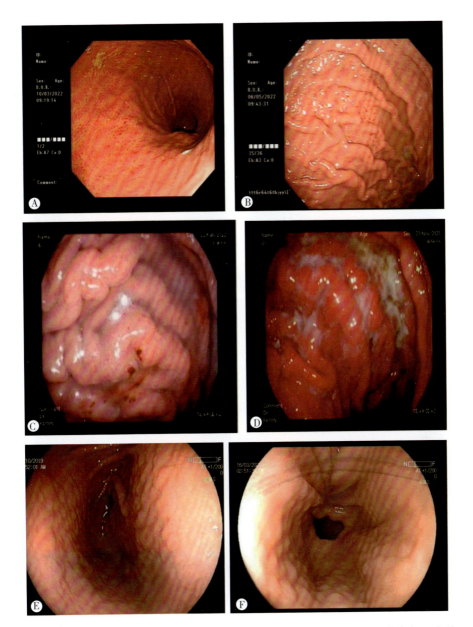

A：白光内镜下黏膜弥漫性发红；B：点状发红；C：皱襞肿胀；D：皱襞肿大、蛇形，
黏液湖浑浊；E、F：鸡皮样胃炎

图7-3　HP现症感染的内镜下表现

　　HP 的既往感染状态可由规范的根除 HP 造成，也可以由于严重萎缩导致细菌自然消失。HP 既往感染的内镜下表现：黏膜萎缩、边界不清晰，地图状发红（map-like redness）、斑状发红（patchy redness）。黄色素瘤（xanthoma）于 HP 感染的两种状态均可观察到，表现为分布于胃体、胃窦的黄白色平坦或扁平隆起改变（图 7-4）。

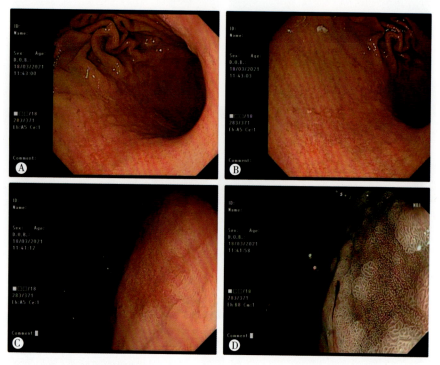

A、B：除菌后胃体的地图状发红；C：除菌后斑状发红白光图像；D：除菌后斑状发红 NBI 低倍放大图像

图 7-4　HP 既往感染的内镜下表现

　　（3）萎缩、肠化：萎缩在白光内镜下表现为黏膜变薄、褪色、红白相间，血管网透见，胃窦体出现明显边界，胃体大弯侧皱襞减少甚至消失等。轻中度萎缩性胃炎的黏膜胃小区模样变得粗大、清楚；高度萎缩胃炎黏膜才会变得菲薄，胃小区模样不清楚、甚至消失。萎缩性胃炎范围和程度的评估有助于胃内疾病的鉴别。萎缩边界的进展与 HP 感染蔓延的方向相关，也被证实是胃底腺

和幽门腺区域之间的边界，内镜下常用木村－竹本分类进行萎缩范围的评估，要注意观察胃角、胃体小弯侧、贲门这些分辨萎缩边界有标志性意义的部位。萎缩自幽门延伸到贲门时称开放型（open type），贲门与幽门间的萎缩不相连时称为闭合型（close type）。每种类型又依据萎缩范围不同细分为 3 个亚型，正常胃黏膜为 C0，全胃萎缩为 Op（图 7-5）。

木村-竹本分类

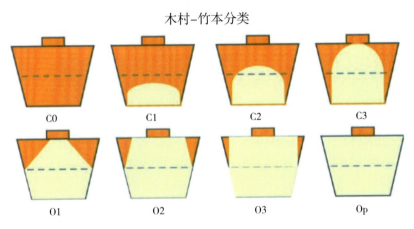

虚线表示胃角，图片上方代表口侧，淡黄色区域代表胃内萎缩区域。

[引自：Miike T，Yamamoto S，Miyata Y，et al. Surrounding Gastric Mucosa Findings Facilitate Diagnosis of Gastric Neoplasm as Gastric Adenoma or Early Gastric Cancer. Gastroenterol Res Pract. 2016；2016：6527653. 2-5]

图 7-5　萎缩性胃炎竹本分型示意图

肠化在白光内镜下常表现为胃窦、胃体部萎缩区域的灰白色隆起，但不是所有肠化都能通过普通内镜观察到（图 7-6）。萎缩、肠化的发展是相对慢性的过程，可以是弥漫性也可以是多灶性分布的。局部组织活检的病理检查并不能充分评估发展进程。但内镜下对萎缩、肠化的评估却是宏观、全面的，能直观萎缩的范围和程度（图 7-7），对推测胃癌的发生可以取得与组织学检测相类似甚至更优的效果。无论 HP 是否感染，严重的黏膜萎缩均提示胃癌发生的高风险。目前研究发现，萎缩性胃炎边界的评估有助于区分早期胃癌和胃腺瘤，周围组织局部萎缩的情况下存在的可能是胃癌。

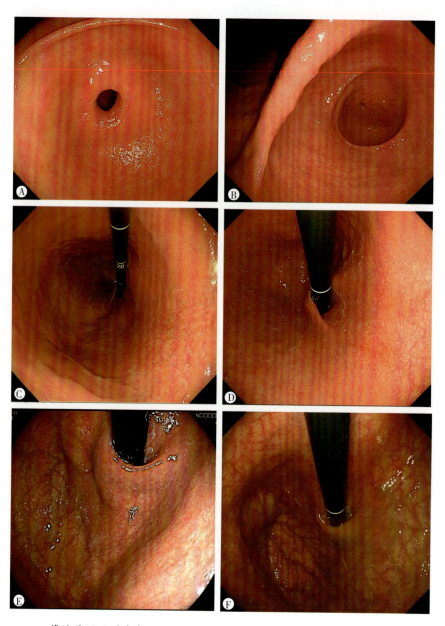

A：C1——萎缩局限于胃窦部；B：C2——萎缩边界越过胃角；C：C3——萎缩边界越过胃体中下部小弯侧但未到达贲门；D：O1——萎缩边界到达贲门，但未累及胃底；E：O2——萎缩累及整个胃底；F：O3——萎缩蔓延至胃体

图7-6　萎缩性胃炎竹本分型白光内镜图像

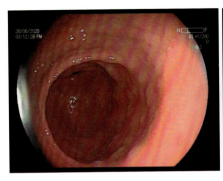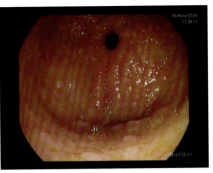

图 7-7　在白光内镜下表现为散在白色扁平隆起的肠化

2. 胃癌的内镜下定位诊断

（1）内镜下宏观形态：胃癌依据浸润深度分为仅浸润至黏膜层及黏膜下层的早期胃癌和浸润黏膜下层以深的进展期胃癌，两者的内镜下宏观表现分型有一定的差别。

● 早期胃癌

早期胃癌主要依据消化内镜浅表肿瘤的巴黎分型 type 0 型来评估病变肉眼形态（图 7-8），细分为：

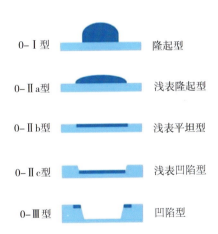

0-Ⅰ型		隆起型
0-Ⅱa型		浅表隆起型
0-Ⅱb型		浅表平坦型
0-Ⅱc型		浅表凹陷型
0-Ⅲ型		凹陷型

深色区域为实际病变区域，[引自 Kim GH. Systematic Endoscopic Approach to Early Gastric Cancer in Clinical Practice. Gut Liver. 2021；15（6）：812.]

图 7-8　0 型病变的详细分型示意图

95

0–Ⅰ型：0–Ⅰp（protruded，pedunculated），隆起型，有蒂；0–Ⅰs（protruded，sessile），无蒂。

0–Ⅱ型：0–Ⅱa（superficial，elevated），平坦型，浅表隆起型；0~Ⅱb（flat），浅表平坦型；0–Ⅱc（superficial shallow，depressed），浅表凹陷型。

0–Ⅲ型：凹陷型或溃疡型（excavated，ulcer）。

早期胃癌的内镜下形态（图7-9）可以是单一典型的类型，也可以是两种或两种以上类型组成的混合类型浅表癌，一般以"+"号来记录，病变中主要的形态记录在前，占比少的记录在后，常见的有0–Ⅱa+Ⅱc、0–Ⅱc+Ⅱa、0–Ⅱc+Ⅲ等。临床常以一个闭合活检钳的高度约2.5mm来区分病变类型，以正常黏膜表层为界，超过2.5mm的定义为0–Ⅰ型；凹陷超过2.5mm定义为0–Ⅲ型；高度在两者之间的归为0–Ⅱ型。浅表型胃癌的内镜下分型不仅可以帮助预估病变浸润深度和淋巴结转移风险，为具体手术治疗方案提供线索；也可以为精准活检取材提供依据，提高病理确诊率。一般来说，0–Ⅰ型隆起型病变，病变直径大小对评估病情更有意义，黏膜下浸润的风险随着病变直径的增大而增加。而对于0–Ⅱ型病变，形态分型更为重要，凹陷型0–Ⅱc型病变的黏膜下浸润发生频率更高。与其他所有类型病变相比，Ⅱa+Ⅱc型病变发生黏膜下大面积浸润的风险更大，预后较差。活检时，0–Ⅰ、0–Ⅱa、0–Ⅱb病变在顶端取材检测阳性率高，0–Ⅱc型应在基底部取材，而0–Ⅲ型在病变边缘处取材更为合理（图7-10，图7-11）。

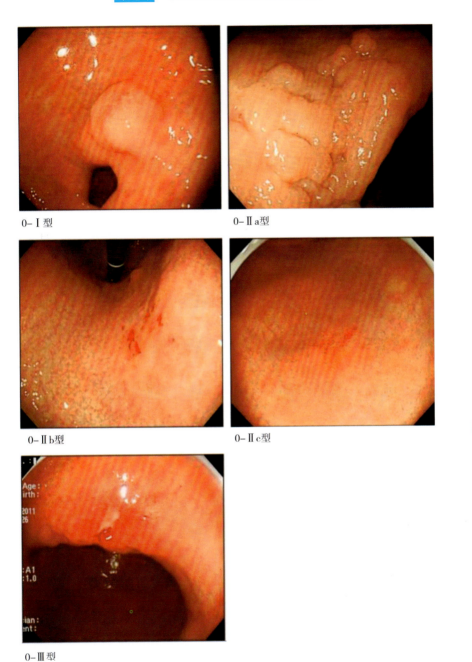

0-Ⅰ型

0-Ⅱa型

0-Ⅱb型

0-Ⅱc型

0-Ⅲ型

图7-9　白光内镜下各种形态早期胃癌图片

[引自：Kim GH. Systematic Endoscopic Approach to Early Gastric Cancer in Clinical Practice. Gut Liver. 2021；15（6）：815]

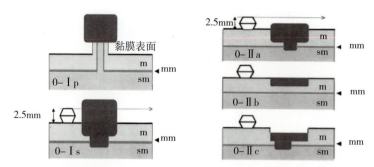

图7-10　以闭合的活检钳高度2.5mm为标准鉴别不同类型病变。病变内镜下形态与浸润深度有关（m，黏膜层；mm，黏膜肌层；sm，黏膜下层）

[引自 The Paris Endoscopic Classification of Superficial Neoplatic Lesions： Esophagus, Stomach and Colon[J]. Gastrointestinal Endoscopy，2003，58（6）：S6.]

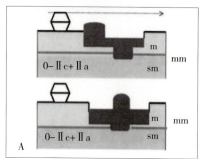

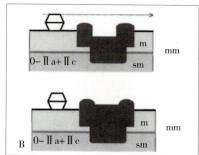

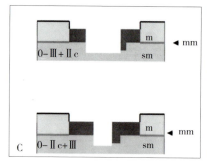

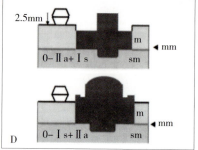

A图：凹陷型病变中有局灶隆起型病变；B图：隆起型病变中央凹陷，凹陷较表浅，未超过黏膜层，是相对凹陷的状态；C图：0-Ⅱc与0-Ⅲ分别占优势时，内镜下形态的区别；D图：凹陷型病变表浅，相对存在（m，黏膜层；mm，黏膜肌层；sm，黏膜下层）。

图7-11　混合型浅表癌较常见的不同形态组成

[引自：The Paris Endoscopic Classification of Superficial Neoplatic Lesions：Esophagus, Stomach and Colon[J]. Gastrointestinal Endoscopy，2003，58（6）：S6-S8.]

● 进展期胃癌

进展期胃癌的常用宏观分型见图 7-12。

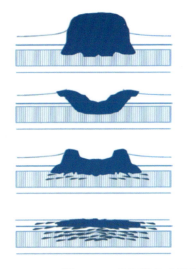

Borrmann Ⅰ型：
隆起型，息肉样
或肿块样

Borrmann Ⅱ型：
局限溃疡型

Borrmann Ⅲ型：
溃疡浸润型

Borrmann Ⅳ型：
弥漫浸润型

图 7-12　进展期胃癌常用的宏观分型

[引　自：Agnes A，Estrella JS，Badgwell B. The significance of a nineteenth century definition in the era of genomics：linitis plastica. World J Surg Oncol. 2017；15（1）：123 Page 2 of 14]

99

　　内镜巴黎分型 type0 型不是早期胃癌独有的，也可能是进展期胃癌的内镜下表现，但内镜下容易发现的进展期癌多为中晚期，表现为更明显的隆起或溃疡样改变。最早应用较为广泛的分型是由 Borrmann 于 1926 年提出的。Ⅰ型：肿瘤型（polypoid，mass），肿瘤呈息肉样或肿块样向胃腔内突出，边界清楚；Ⅱ型：局限溃疡型（fugating，ulcered），溃疡样的肿瘤形成，边缘隆起，周围有增厚的胃壁，边界清楚；Ⅲ型：溃疡浸润型（ulcered infiltrative），肿瘤表面有明显溃疡形成，边缘黏膜增厚、隆起，但与周围界限不清；Ⅳ型：弥漫浸润型（diffuse infiltrative），肿瘤在胃壁内弥漫浸润性生长，表面无明显溃疡或隆起性病变，胃壁增厚、硬化，边界不清晰（图 7-13）。随着对胃癌研究的加深，在原有分型的基础上增加了 Borrmann 0 型（浅表扩散型胃癌）和 Borrmann Ⅴ型，即不能用上述类型进行分类的胃癌，Borrmann Ⅰ ~ Ⅴ型也对应着巴黎分型的 type1~5 型。进展期胃癌取活检难度相对较小，但对于周围有正常黏膜的 Borrmann Ⅱ、Borrmann Ⅲ 来说，注意从表面结构异常的病变边缘处取材，避免在溃疡坏死白苔附着区域或边缘正常黏膜处无效取材而影响病理诊断。Borrmann Ⅳ 型胃癌病变浸润较深，暴露于黏膜层的病变可能有限，取材时注意深挖活检，尽可能获取黏膜较深层的组织，以免漏诊。

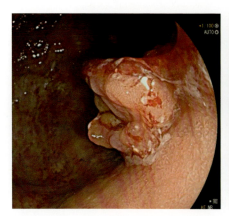 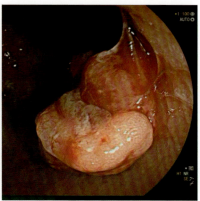

贲门下胃体上部后壁 Borrmann Ⅰ 型胃癌

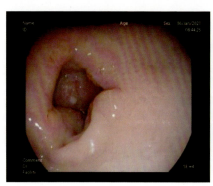 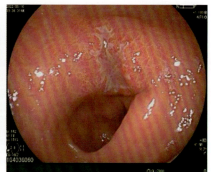

胃窦小弯侧 Borrmann Ⅱ 型胃癌

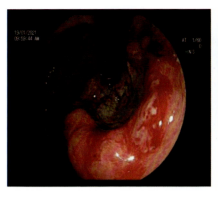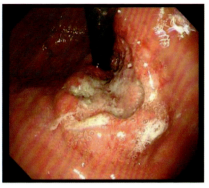

胃体上部小弯侧 Borrmann Ⅲ型胃癌

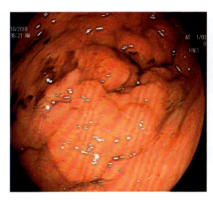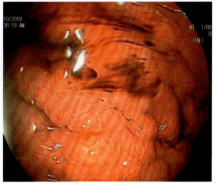

胃体大弯侧 Borrmann Ⅳ型胃癌，呈皮革胃样改变

图 7-13　进展期胃癌的内镜下表现

（2）黏膜色调变化：胃癌诊断中最重要的色调变化是红色和白色，也就是发红和褪色，这由黏膜内毛细血管中红细胞的数量决定。黏膜内的毛细血管主要存在于腺管周围的黏膜固有层内。分化型癌在黏膜内以恶变的腺管替换正常的腺管并不断增殖浸润，恶变腺管周围的黏膜固有层内也有毛细血管，一般癌腺管比正常黏膜腺管密度高，所以毛细血管分布密度增加，内镜下常表现为发红色调（图7-14）。未分化型癌增殖过程中一边破坏胃黏膜原有的腺管结构，一边向黏膜固有层表面浸润，从而使黏膜固有层内的毛细血管减少而导致褪色。细胞质中有丰富黏液的印戒细胞型癌细胞在黏膜固有层内增多是褪色形成的另外一个原因。

（3）病变光泽度变化：正常的胃黏膜腺管规则排列，表面结构平滑，内镜观察光源多呈正反射，因而镜下表现为黏膜具有光泽度。相反，癌组织无序地生长增殖，无论病变宏观形态如何，癌黏膜表面都会稍微粗糙，光泽度就会消失。光泽度的判断有利于癌与非肿瘤性疾病的鉴别，也可以辅助诊断黏膜内病变进展范围。

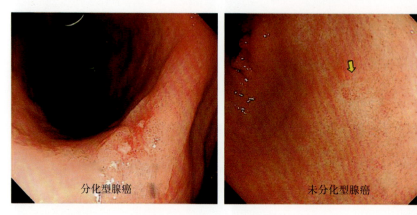

分化型腺癌　　　　　　　　　　　　未分化型腺癌

图 7-14　边界清楚的红色调的病变考虑为分化型腺癌，边界显示不清的褪色调病变考虑为未分化型癌

[引自：Kishino T，Oyama T，Funakawa K，et al. Multicenter prospective study on the histological diagnosis of gastric cancer by narrow band imaging-magnified endoscopy with and without acetic acid. Endosc Int Open. 2019；7（2）：E158.]

（4）皱襞变化：正常胃内皱襞主要分布于胃体大、小弯侧，呈长条形，形态均一、表面光滑，随着充气量的增加呈顺应性延展，皱襞间隙明显增大。当出现皱襞异常分布、粗细不均，皱襞间隙不随着充气量变化等的表现时，应警惕恶性病变的浸润，较常见的是表现为 Borrmann Ⅳ 型的 LP 型胃癌（图7-15）。LP 型胃癌的皱襞变化可细分为华夫饼型和平坦型。华夫饼型 LP 胃癌多起始于胃体中上部大弯侧，初期表现为Ⅱc 型病变，经 2~5 年的缓慢发展期逐渐浸润至黏膜下层，后引发 Scirhous 反应，进入快速发展阶段。仅需 1 年左右时间就可累及全胃，其内镜下典型表现为皱襞粗大但具有一定延展性，存在异常分布的横向皱襞，表现为纵横交错的"华夫饼"样改变。平坦型 LP 胃癌常自幽门附近发病，向胃窦、胃体环周浸润，可能因广泛浸润黏膜表浅部位如黏膜层本身、固有肌层、固有层，内镜下表现为皱襞形态模糊、呈平坦样改变，但相关研究较为有限。当内镜下能明显观察到皱襞变化时，通常胃内受累范围较大，各国报道的数据不统一，两种分型之间的区别也不十分明确。

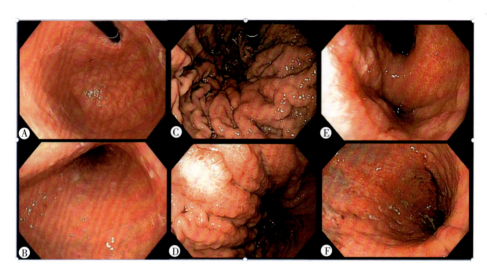

A、B 为正常胃壁表现，C、D 为华夫饼型表现，D、F 为平坦型表现。

图 7-15　LP 型胃癌的两种类型

[引　自 Agnes A，Estrella JS，Badgwell B. The significance of a nineteenth century definition in the era of genomics：linitis plastica. World J Surg Oncol. 2017；15（1）：123. Page 6 of 14]

3. 胃癌水平/横向边界诊断　胃癌水平边界诊断除了白光内镜观察外，有时需要借助图像增强观察和放大内镜细微分辨，对于内镜观察无法确定边界的病变还需要借助活检来实现边界判断。图像增强观察法可分为色素法、电子法、光电子法。胃部色素内镜的常用试剂是靛胭脂和醋酸。电子法主要指 FICE、i-scan，NBI 和 AFI 属于光电子法。

（1）色素内镜：靛胭脂是一种对比性染料，不被黏膜吸收或与其产生反应，通过重力作用沉积于上皮和病灶表面的低凹处，显示病变轮廓和表面形态，对评估隆起型或凹陷型病变均较敏感（图 7-16）。最佳浓度为 0.2%~0.4%，用喷洒管或直接加压使溶液呈均匀雾状喷洒，2~3 分钟后是最佳观察时机。靛胭脂染色对于病变凹凸变化不明显的Ⅱb平坦型病变及直径≤0.5mm的微小胃癌不敏感。根除HP后的早期胃癌组织学上存在肿瘤的表面分化和（或）再生的非肿瘤上皮使靛胭脂染色很难辨别，故不推荐使用。

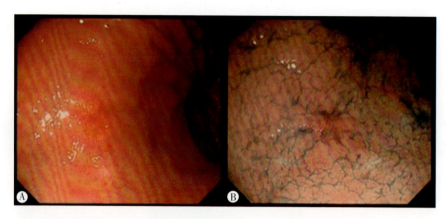

图A：白光内镜下胃体下部大弯侧发红Ⅱc型病变；图B：靛胭脂染色后图像

图7-16　色素内镜镜下图像

[引自：Ogawa R，Nishikawa J，Hideura E，et al. Objective Assessment of the Utility of Chromoendoscopy with a Support Vector Machine. J Gastrointest Cancer. 2019;50(3): 387.]

　　醋酸是一种反应性染料，与黏膜接触后产生白色化效应。作用机制可能是醋酸通过上皮细胞渗透到细胞核产生可逆性的染色质凝集。也有观点认为细胞角蛋白的丝状结构是白色化的主要原因，但却不能解释在非肿瘤组织中也能观察到醋酸白化现象。当存在腺体或隐窝开口时，处于移行区边界或细胞连接受损等可以增加细胞与醋酸接触的表面积，这可能是黏膜白色化形成的又一重要机制。如腺体或隐窝开口、移行区边界细胞连接受损等可以增加细胞与醋酸接触表面积，可能是黏膜白色化形成的又一重要机制。在判断病变边界时，单纯的醋酸染色不能达到理想的效果，需要结合NBI或靛胭脂染色才能实现。癌与非癌部位白化消退的时间不同会造成黏膜表面红白色调差异，通过颜色对比可进行病变范围评估。喷洒醋酸后进行NBI观察，可见癌部位为茶色，非癌部位为绿色。对于白化消退造成色调变化不明显的病变，可以通过茶色和绿色的对比来判断病变边缘。醋酸+靛胭脂三明治法即AI三明治法，是将1.5%

乙酸均匀喷洒在病灶表面和周围，30~60秒后再喷洒靛胭脂染料，20~30秒后用清水冲洗该区域并进行最终观察。喷洒醋酸后的癌部位靛胭脂不附着，但非癌部位持续附着靛胭脂，清水冲洗使得对比更明显，可充分暴露癌变横向范围。AI三明治法经文献验证对分化型胃癌的侧向范围评估效果良好，但对溃疡型和未分化型胃癌的效用不高。当胃壁活动明显，不能接近行放大观察时，AI三明治法是观察病变全貌和边界的良好选择（图7-17，图7-18）。

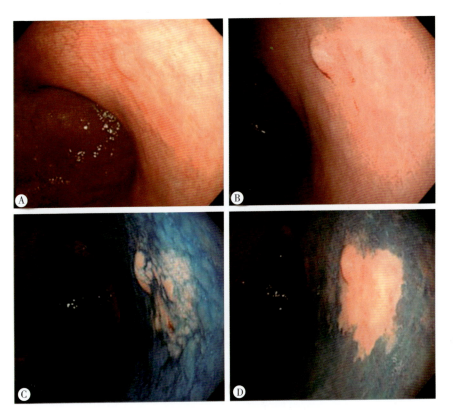

A：胃体下部小弯侧Ⅱa+Ⅱb型病变；B：醋酸喷洒后色调对比不明显；C：喷洒靛胭脂后内镜观察；D：清水冲洗后暴露的最终观察视野。

图7-17 分化型胃癌的AI三明治法

[引自Lee BE，Kim GH，Park DY，et al. Acetic acid-indigo carmine chromoendoscopy for delineating early gastric cancers: its usefulness according to histological type. BMC Gastroenterol. 2010 Aug 23；10：97. 3 -8]

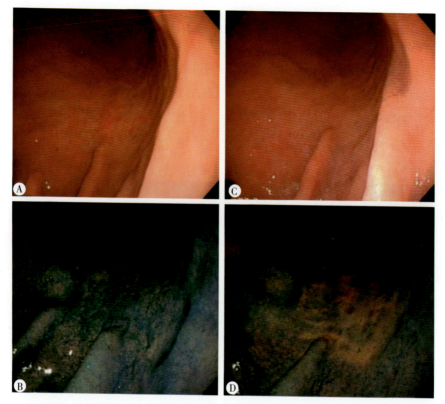

A：胃体下部大弯侧Ⅱc型褪色调病变；B：醋酸喷洒后内镜观察，轮廓显示不佳；C：喷洒靛胭脂染色后观察；D：清水冲洗后的最终观察视野，图像斑驳。

图7-18　未分化型胃癌的AI三明治法

[引自 Lee BE，Kim GH，Park DY，et al. Acetic acid-indigo carmine chromoendoscopy for delineating early gastric cancers：its usefulness according to histological type. BMC Gastroenterol. 2010 Aug 23；10：97. Page 4 of 8]

（2）光电子法：NBI（Narrow Band Imaging system）窄带成像系统，是奥林巴斯内镜配备的图像增强观察系统。原理主要是利用血红蛋白对波长415nm的蓝光和波长540nm的绿光的强烈吸收和两种光在黏膜内的不同散射程度进行观察。波长415nm的蓝光散射较强，被表层毛细血管内的血红蛋白吸收，故表层毛细血管呈茶褐色。波长540nm的蓝光散射较弱，可深入黏膜下层，被黏膜下层血管中的血红蛋白吸收，所以血管形态呈青绿色。NBI观察没有使用波长最长的红光，黏膜深处散射少，表面构造能较为清晰地显示出来。

NBI 的光量减少，使观察视野变暗，不推荐用于全胃的筛查。常在发现病变后联合放大内镜辅助评估病变边界及性质（图 7-19）。

AFI（Autofluorescence Imagine Videoendoscopy System）自体荧光图像内镜系统。利用激光照射消化道时，不同组织产生的自体荧光不同，对自体荧光进行采集、处理，合成具有紫色、绿色、深绿色调差的内镜图像。临床应用相对较少。

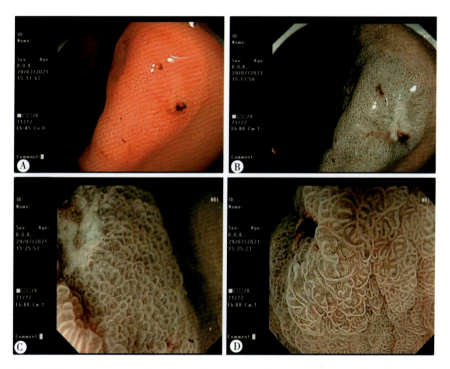

A：白光内镜下胃角后壁 0-Ⅱa 病变，表面伴凹陷糜烂；B：NBI 观察可清晰观察病变边界；C：NBI+ 放大内镜观察表面构造可见密度增加的小腺管；D：NBI+ 放大内镜可见粗细不一、形态不规则的微血管。

图 7-19　NBI 镜下图像

（3）电子法：可扩展电子分光色彩强调技术（Flexible Spectral Imaging Color Enhancement，FICE），是富士内镜所具有的分光内镜系统。原理是采用普通可见光，通过图像处理构成 RGB 图像，对病变血管和表面腺管的显示均具有良好效果。因光量正常，视野比较明亮，对胃内病变远景的筛查优于NBI。常与放大内镜结合观察病变边界（demarcation line，DL）、表面结构模式（structure pattern）和表面微血管模式（irregular microvascular pattern，IMVP），当背景黏膜重度肠化或萎缩时，DL识别困难。一般中等放大观察表面结构模式就能获得充分的边界和性质诊断信息。整齐排列的细小腺管、大小不等且排列无序的腺管或腺管缺失均提示恶变的存在（图7-20，图7-21）。

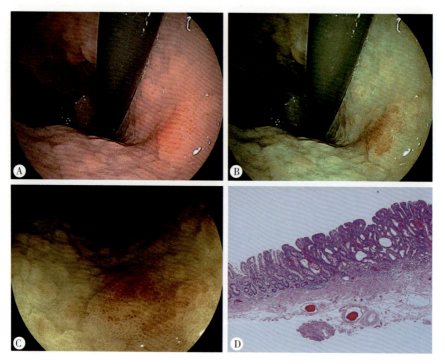

A：富士白光内镜下胃体小弯侧片状发红黏膜；B：FICE增强了图片色调对比，可以清晰地观察到病变与正常黏膜间的边界线；C：低倍率的FICE图像也能清晰地分辨病变边界；D：内镜黏膜下剥离术后标本提示癌变区域腺管密度增高，隐窝间有明显不规则的微血管，这可能导致凹陷区域黏膜变红。

图7-20　FICE镜下图像

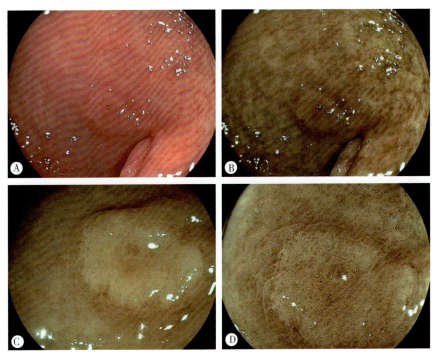

A：富士白光内镜显示胃窦前壁褪色样微隆起病灶；B：FICE 增强了发白的恶性病变，可见良恶性病变间的分界线；C：FICE 近景观察可更清晰地观察到边界线；D：中等放大的 FICE 精细地显示癌变表面结构模式，使得癌与周围正常黏膜对比更明显。

图 7-21　FICE 镜下胃窦前壁病变

[引自：Osawa H，Yamamoto H，Miura Y，et al. Diagnosis of extent of early gastric cancer using flexible spectral imaging color enhancement. World J Gastrointest Endosc. 2012 Aug 16；4（8）：358.]

i-scan 是具备 EPKi 内镜图像强调功能的宾得内镜系统，由表面增强（surface enhancement，SE）、对比增强（contrast enhancement，CE）和色调增强（tone enhancement，TE）三种功能构成。SE 可识别病灶边缘构造，CE 能使低亮度区域着色从而突显凹陷部位，这两种功能主要用于胃癌的筛查。TE 通过改变每个像素 RGB 的构成来合成图像以进行病变部位的增强对比，TE-g 模式用于胃内已发现病变的精查。目前相配套的放大内镜还没有面世，但 EPKi 系统本身具有百万像素，即使是非放大观察也能取得与其他内镜系统低倍放大相似的分辨率，可清楚地观察黏膜表面的微细构造（图 7-22）。

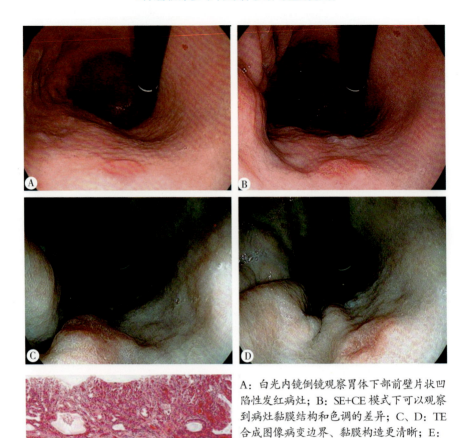

A：白光内镜倒镜观察胃体下部前壁片状凹陷性发红病灶；B：SE+CE 模式下可以观察到病灶黏膜结构和色调的差异；C、D：TE 合成图像病变边界、黏膜构造更清晰；E：病理诊断为位于黏膜层的高至中分化腺癌 [Kodashima S，Fujishiro M. Novel image-enhanced endoscopy with i-scan technology. World J Gastroenterol. 2010 Mar 7；16（9）：1048.]

图 7-22　SE+CE 模式下观察病灶变化

（4）放大内镜：放大内镜（Magnifying Endoscopy，ME）在白光内镜的基础上提高放大倍数及分辨率，能够更清楚地观察表面微细结构和微小血管，并确定病变边界线。普通白光内镜的放大倍数为 20 倍，低倍放大为 40 倍，高倍放大约为 80 倍。GIF-Q260Z 内镜的最大分辨率为 7.9μm，GIF-H260Z 内镜的最大分辨率为 5.6μm，而毛细血管的直径约为 8μm。观察边界及表面微结构时，低倍放大基本能满足需要，但要观察微血管形态时需要应用高倍放大，

常和色素内镜、NBI 联合应用。需要注意的是放大内镜对病变边界的诊断仅适
用于分化型胃癌，未分化型胃癌从腺颈部向侧方发展浸润，放大内镜所观察到
的边界不能代表实际边界（图 7-23，图 7-24）。对于未分化型胃癌的边界确
定需要借助病变周边多点活检来诊断，当病变表面结构与背景黏膜相似时，也
需要借助活检判断边界。

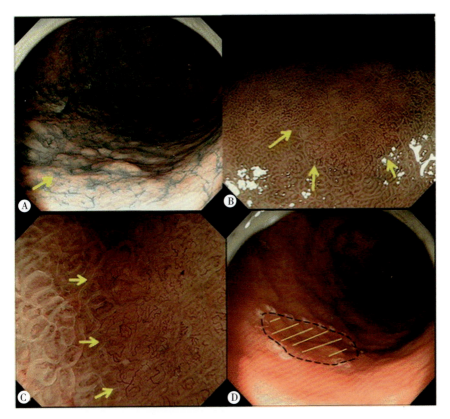

A：胃体下部大弯侧癌变，色素内镜无法评估横向边界；B：低倍 NBI 放大可清晰看到
边界线；C：高倍放大 NBI 观察到边界线，并可见表面微细结构和微血管异常；D：依
据病理结果重建的癌变范围（黄线所示），ESD 手术标记范围（黑色虚线所示），两
者基本吻合，色素内镜联合低倍 NBI 成功评估出病变范围。

图 7-23　放大内镜胃大弯处镜下图像

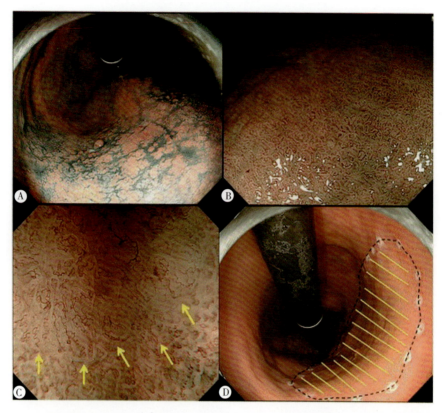

A：胃体上部小弯侧癌变，色素内镜无法评估边界；B：低倍放大 NBI 放大也无法显示分界线；C：高倍放大 NBI 可观察到表面微细结构及微血管异常；D：依据病理结果重建的癌变范围（黄线所示），ESD 手术标记范围（黑色虚线所示），两者基本吻合，色素内镜联合高倍放大 NBI 成功评估出病变范围。

图 7-24 放大镜胃小弯处镜下图像

[引自：Uchita K，Yao K，Uedo N，et al. Highest power magnification with narrow-band imaging is useful for improving diagnostic performance for endoscopic delineation of early gastric cancers. BMC Gastroenterol. 2015；15：155.6-7]

活检：尽管色素内镜、NBI、放大内镜等提高了早期胃癌侧向范围的诊断准确率，但当肿瘤表面覆盖正常黏膜、肿瘤异型度极低（高分化腺癌伴低度异型性）、病变组织与周围结构相似度高等情况时，内镜检查不能充分评估病变边界，需要在病变四周多点活检，以明确阴性范围。

4. 胃癌定性诊断

（1）白光内镜下定性诊断

● 隆起性病变：当发现隆起的病变黏膜表面异常、起始部位与黏膜平面成锐角、无桥形皱襞等形态可以判断病变为上皮性的。若再有色调变化、表面形态凹凸不平、纹理不均匀、糜烂等特征考虑癌变，通过染色内镜、放大内镜进一步观察表面微构造和微血管明确诊断，但确诊需要进行病理检查。

● 凹陷性病变：当观察到边界清楚、边缘不规则、皱襞有特征性变化的凹陷性病变需要考虑是Ⅱc型或Ⅲ型胃癌（图7-25）。

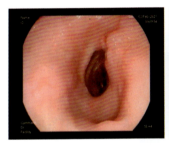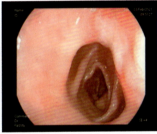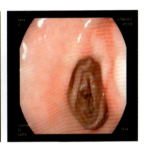

图7-25　白光内镜下幽门前区后壁一直径约1.5cmⅡc型病变，底覆白苔，边界清楚，边缘不规则呈蚕食样，病理证实为腺癌

113

皱襞特征性变化有头端变细、融合、中断、接合、杵状增粗等表现，这些变化不仅可以帮助鉴别良恶性病变，对病变浸润深度评估也有一定预测意义（图7-26，图7-27）。

Ⅲc型胃癌或Borrmann 2、3型胃癌需要与各个周期的良性溃疡进行鉴别，Ⅲc癌变的周围可伴有Ⅱc型病变，边界清晰，边缘可规则或不规则。不规则时呈蚕食样，黏膜质脆，可见自发性出血。进展期癌变白苔可凹凸不平，显露出癌组织，组织偏硬。当黏膜下层受累时，胃壁活动度及延展性变差。临床需要依据病变形态和分型，在合适的位置取材送病理。当病理结果与内镜下观察出入较大时，注意查找原因，必要时重新取材，避免漏诊（图7-28，图7-29）。

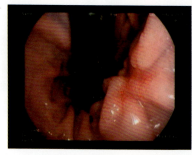

（a）尖端变细；（b）皱襞中断；（c）杵状增粗；（d）皱襞融合；（e）堤样融合。
（a）（b）提示黏膜内癌；（c）（d）提示黏膜下癌；（e）提示进展期癌。

图 7-26　凹陷型胃癌皱襞主要变化示意图

[引　自 Kim GH. Systematic Endoscopic Approach to Early Gastric Cancer in Clinical
Practice. Gut Liver. 2021；15（6）：814]

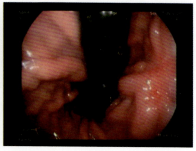

图 7-27　白光内镜下胃体中下部小弯侧Ⅱc型病变，中央凹陷，边缘不规则，皱襞见
变细、中断、堤样融合。变更充气量，局部胃壁延展性、活动性差，病理证实为印戒
细胞癌

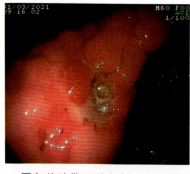
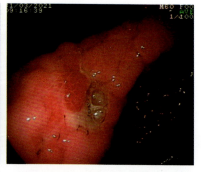

图 7-28　胃角前壁Ⅲc型病变，边界清晰，边缘欠规则，可见红色隆起，病理证实为
印戒细胞癌

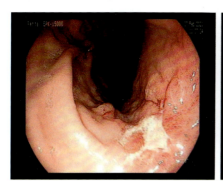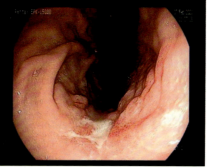

图 7-29　胃体下部小弯侧Ⅲ c 型病变，可见少量自发性出血，边缘呈蚕食样，后壁可见颗粒状隆起性发红黏膜

● 平坦型病变：Ⅱ b 型病变是所有恶变最早期的形态，包括原发的和伴随着其他类型胃癌存在的病灶。白光内镜下主要观察黏膜色调、纹理变化，有无自发性出血。褪色调多为未分化型癌，红色调常提示分化型胃癌（图 7-30，图 7-31 ）。

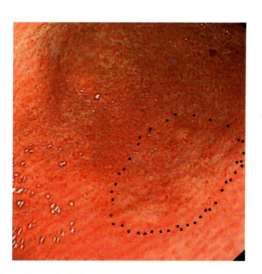

图 7-30　白光内镜下胃体下部大弯侧近窦体交界处见片状边缘欠清楚的褪色样病变，如黑色虚线所示，后病理证实为未分化型癌

[引自：Nakamura R， Omori T， Mayanagi S， et al. Risk of lymph node metastasis in undifferentiated-type mucosal gastric carcinoma. World J Surg Oncol. 2019；17（1）：32.Page 3 of 8]

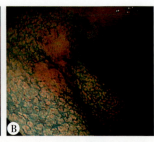
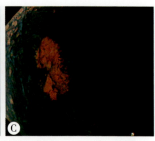

A：白光内镜下胃窦前壁见片状发红黏膜，局部光泽度差，黏膜下血管网显示不清；B：喷洒醋酸后边界线仍不清晰；C：醋酸＋靛胭脂喷洒充分显示病变边界，术后病理提示分化型腺癌

图 7-31　胃窦分化型胃癌在白光及色素内镜下的表现

（2）色素内镜下定性诊断

● 靛胭脂染色：早期胃癌靛胭脂染色后可表现为正常胃小区消失，病变表面形态呈颗粒状或结节样异常，有自发性出血、黏膜僵硬等。

● 醋酸动态化学法：癌与非癌组织都能与醋酸发生白色化效应，但癌组织部位的白色化消失得更早，呈现具有透明感的发红改变。通过观察白色化消退时间的差异能推测组织性质，同时红白色调的对比可以帮助判断病变范围。中分化腺癌或黏膜下浸润癌及以上，白色化效应常 5 秒内消失；非浸润癌或高级别上皮内瘤变，白化可持续 6~30 秒，高分化腺癌在 10 秒左右；肠化或低级别上皮内瘤变可持续 30~60 秒以上。对白色带不明显的病变，醋酸染色后联合放大内镜可清楚地观察黏膜构造，对定性病变有积极意义。

（3）NBI 放大内镜：NBI 放大内镜通对癌变性质的诊断可使用 MESDA-G（Magnifying endoscopy simple diagnostic algorithm for early gastric cancer）法即放大内镜下早期胃癌简易诊断法。通过对边界线 DL、表面微细构造（S：microsuface pattern）和微血管图像（V：microvascular pattern）的观察来鉴别良恶性病变。此评估方法必须有明确的边界线 DL，表面微细构造和微血管分为规则、不规则、缺失三类。表面微细构造不规则（irregular microsuface pattern，IMSP）主要是指边缘腺窝上皮（marginal crypt epithelium，MCE）形态不规则，大小不等，分布不对称，排列不规律，密度增高或减低。微血管的不规则（IMVP）主要观察到有无网格样结构，血管粗细、走行、分布密度异常。边界清楚的病变，伴有不规则的表面微细构造和（或）不规则的微血管诊断为癌，反之则为非癌。

● 正常胃底腺放大图像：主要镜下表现是茶色的环状上皮下毛细血管网（subepithelial capillary network，SECN）包绕着由垂直排列的 MCE 反射光叠加形成的白色带（white zone），中央可见不透光的类圆形腺窝开口（crypt-opening，CO），深部可见青色的上皮下较深的血管（collecting venule，CV），也就白光下的 RAC。小山恒男等人将这种腺体在内镜下的表现称为小凹样（pit）构造（图 7-32）。

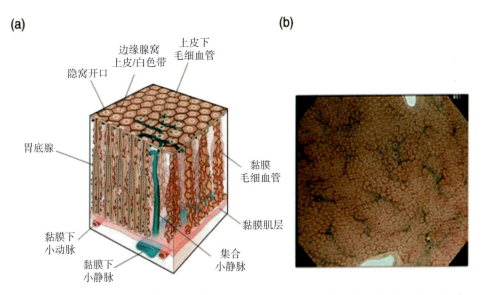

（a）对应 ME-NBI 观察图像的正常胃底腺黏膜微血管和表面微构造示意图；（b）ME-NBI 内镜下所见图像

图 7-32　正常胃底腺、NBI 放大内镜图像

● 正常幽门腺放大图像：ME-NBI 内镜下的表现与胃底腺完全不同，是由 MCE 和一部分窝间部被覆上皮 SE（subepithelial epithelium）反光形成的白色带包绕着茶色的 SEC，SEC 不形成网格状，腺窝开口位于相邻的白色带之间，不能直接观察到，CV 位于黏膜较深处，无法显示。小山恒男等人将此种在内

117

镜下的表现称为绒毛样（villi）构造。

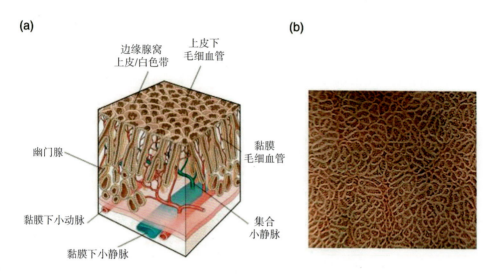

（a）对应 ME-NBI 观察图像的正常幽门腺黏膜微血管和表面微构造示意图；（b）ME-NBI 内镜下所见图像

图 7-33　正常幽门腺 NBI 放大内镜图像

使用 NBI 放大内镜观察病变时，一般从病变非肿瘤部位开始逐渐向病变内侧移动，常按照低倍放大过渡到高倍放大的顺序进行观察。检查前注意清洁病变表面，适当充气，避免损伤黏膜引起充血、出血、水肿影响观察。当表面微细构造观察不清，但能看到微血管时，可通过喷洒醋酸消除微血管的影响，从而获得较为清晰的表面微细构造。未分化型胃癌表面微细构造不清楚，主要通过微血管异常来诊断。

VS（表面微细构造和微血管）分类系统中，微血管模式（V）分为规则、不规则或无；微表面图案（S）分为规则、不规则或不存在。箭头表示每个面板中的分界线（图 7-34）。

白光内镜下的形态和色素内镜、ME-NBI 相结合的内镜诊断系统可以预测胃癌的组织学特征，但不能取代传统的病理组织学检查，需要在内镜诊断的基础上足量精准取材，提高活检阳性率（图 7-35，图 7-36）。在目前中国医疗环境下，有充分的病理学结果支持的诊断和治疗是更为安全的。

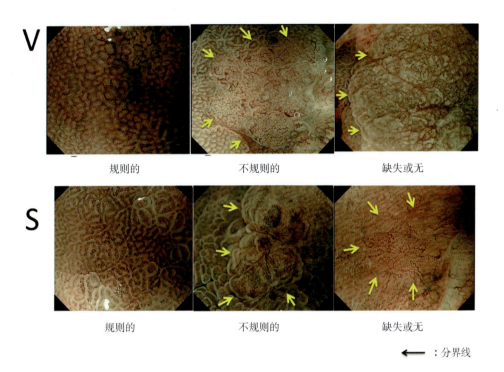

| | 规则的 | 不规则的 | 缺失或无 |

←：分界线

图7-34 VS分类系统

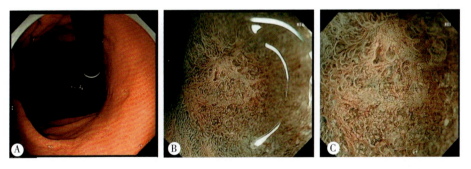

A：白光内镜下胃体中部小弯侧0-Ⅱc型病变；B：ME-NBI可见明显DL，表面微细构造不规则，部分显示不清楚；C：ME-NBI可见微血管分布不规则、粗细不等，部分呈螺旋状，综合考虑为未分化型癌。

图7-35 放大内镜辅助诊断胃体小弯未分化型癌

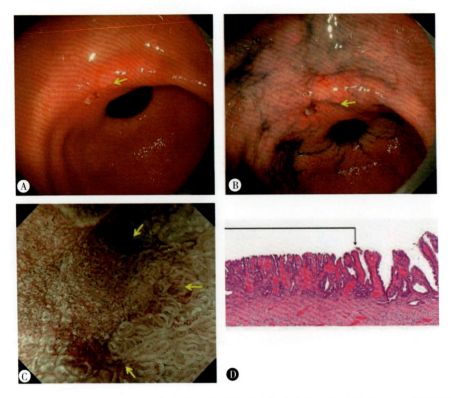

A：白光内镜下胃窦小弯侧近前壁糜烂样病变周围黏膜发红，箭头所示；B：靛胭脂染色后并未显示癌变的特征，箭头所示；C：ME-NBI观察DL存在，有白色不透明物质，故未见微血管结构，但表面微细构造不规则，考虑为癌变；D：术后病理提示为局限于黏膜层的分化较好的腺癌。

图 7-36　放大内镜辅助性质胃窦分化型癌变

[引　自：Muto M，Yao K，Kaise M，Kato M，Uedo N，Yagi K，Tajiri H. Magnifying endoscopy simple diagnostic algorithm for early gastric cancer（MESDA-G）. Dig Endosc. 2016 May；28（4）：381/382/387/386.]

　　5.浸润深度诊断　内镜下对病变浸润深度的评估主要依靠白光内镜和超声内镜，准确的浸润深度评估不仅可以为外科手术或内镜下治疗提供依据，也可以粗略估计患者的长期预后。对于隆起型胃癌，浸润深度的评估主要观察病变大小及表面结构，而凹陷型胃癌主要观察病变形态变化，但当病变形态不随充气量变化或胃壁延展性变差时，均提示黏膜下层浸润。评估病变时还要注意区分胃癌的组织学类型，未分化型胃癌的淋巴结转移率较高，实际病变的边界或深度往往比能观察到的大和深（表7-2）。

表 7-2　各种类型胃癌内镜观察要点

宏观形态		提示黏膜内癌	提示黏膜下癌
Ⅰ		≤2cm 有蒂	>2cm 广基底 表面凹凸不平，有结节 深凹陷 黏膜下肿瘤样隆起
Ⅱa		≤2cm 起始部陡峭	>2cm 明显发红 表面凹凸不平，有糜烂 深凹陷 结节状隆起
Ⅱb		几乎所有病例均是黏膜内癌	
Ⅱc	溃疡（-）	≤2cm 浅凹陷 表面光滑 微小结节	>2cm 明显发红 深凹陷 黏膜表面结构消失 大结节 黏膜下肿瘤样隆起 充气时的硬度
	溃疡（+）	皱襞尖端变细 皱襞中断	皱襞杵状增粗 皱襞融合
Ⅲ		因黏膜水肿难以评估浸润深度	充气时的硬度

[引自：Kim GH. Systematic Endoscopic Approach to Early Gastric Cancer in Clinical Practice. Gut Liver. 2021；15（6）：814]

121

　　超声内镜是评估胃癌局部浸润深度最精确的评估方法（图7–37）。当病变存在凹陷、溃疡、溃疡瘢痕等情况时，超声内镜评估的准确性下降。白光内镜无法观察到的较小范围浸润超声内镜同样也无法观察，且超声内镜对术者的操作水平要求较高，诊断具有一定的主观性。因此有文献认为超声内镜对胃癌浸润深度的评估并不优于白光内镜。为实现对胃癌浸润深度的评估常常需要综合白光内镜和超声内镜的结果（图7–38），同时需要参考腹部CT、造影或MRI的结果。

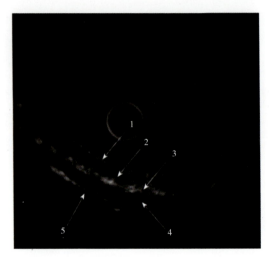

1. 高回声—黏膜层；2. 低回声—黏膜肌层；3. 高回声—黏膜下层；4. 低回声—固有肌层；5. 高回声—浆膜层

图7–37　正常胃壁的五层结构

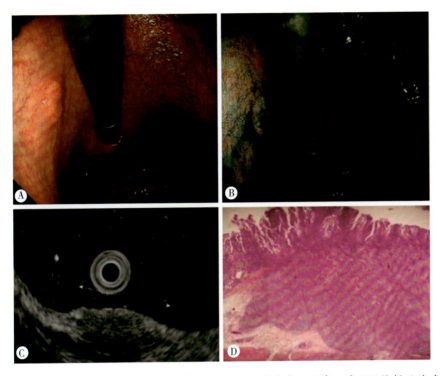

A：白光内镜下胃体上部后壁隆起性病变；B：靛胭脂染色后观察，病理活检提示腺癌；C：超声内镜图像，白色虚线为病变范围，固有肌层完整，黏膜肌层增厚，黏膜下层变薄；D：术后病理发现肿瘤大面积浸润至黏膜下层。（苏木精＋伊红染色，×12.5）

图 7-38 浸润深度达 SM2 胃癌

［引自：Yoshinaga S， Oda I， Nonaka S， et al. Endoscopic ultrasound using ultrasound probes for the diagnosis of early esophageal and gastric cancers. World J Gastrointest Endosc. 2012；4（6）：224.]

（四）胃癌内镜下的鉴别诊断

1.**胃息肉** 胃内大部分息肉是增生性息肉和胃底腺息肉。胃底腺息肉通常发生在 HP 感染阴性、没有萎缩的胃底腺区域，由胃底腺增生形成，颜色与背景黏膜相同，山田Ⅱ、Ⅲ型多见。胃底腺息肉极少恶变，病变多发时有必要行结肠镜检查，排除家族性腺瘤性息肉病（图 7-39）。

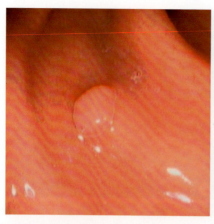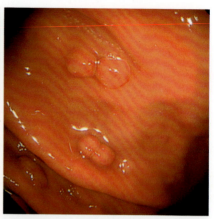

图 7-39　胃体大弯侧单发、多发的Ⅱ型山田胃底腺息肉，背景黏膜正常，可见 RAC，息肉色泽与周围黏膜相同

增生性息肉多发生在 HP 感染阳性的萎缩黏膜，由腺窝上皮增生形成，胃窦到胃体下部多见，表现为山田Ⅱ～Ⅳ型，表面常发红伴糜烂、溃疡，有黏液附着。20mm 以上的增生性息肉恶变率很高，有文献报道直径 10mm 以上即存在恶变风险，当病变表面形态不整齐出现凹陷、结节样隆起等情况时，需要排除癌变存在。胃息肉主要需与 0-Ⅰ型早期胃癌相鉴别，白光内镜观察到表面结构异常时，可喷洒靛胭脂突显表面构造，帮助评估。NBI 放大内镜观察有利于鉴别诊断，增生性息肉表现为密度较低，整齐、肿大的绒毛样构造，若绒毛样构造密度增加、不整齐则考虑为癌（图 7-40）。

2. 胃腺瘤　胃腺瘤根据黏液性质将腺瘤分为肠型和胃型，胃腺瘤多呈肠型。通过观察表面性状和色调，可以与 0-Ⅱa 分化型黏膜内癌相鉴别，胃腺瘤通常不超过 2cm，白色或褪色调改变，扁平状微隆起，表面光滑，有光泽感，NBI 放大内镜可观察到乳头、颗粒状细微表面构造的腺瘤样病变。若怀疑是胃型腺癌，可通过活检或内镜下切除获取标本，进行病理评估（图 7-41，图 7-42）。

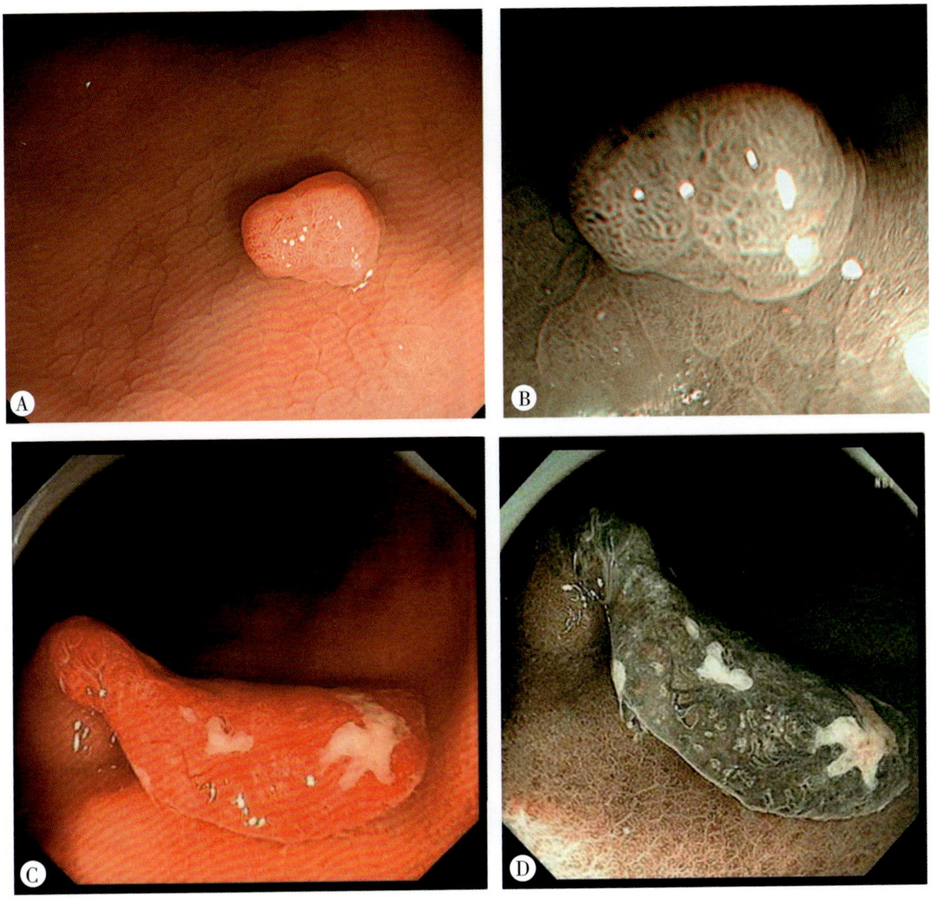

A：胃窦体边界处山田Ⅳ型息肉，表面光滑，附着黏液；B：NBI靠近观察，表面构造完整；C：胃体大弯侧山田Ⅳ型息肉样隆起，表面发红伴糜烂；D：NBI放大观察可见肿大的绒毛结构

图7-40　增生性息肉

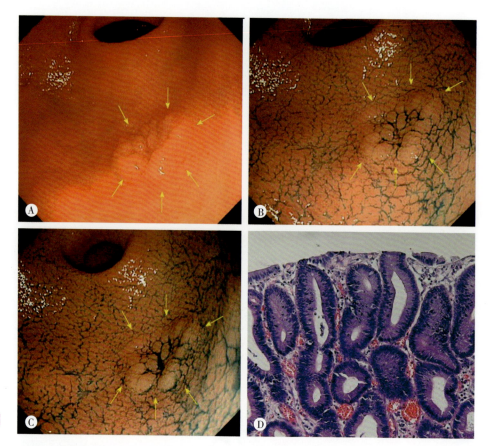

A：白光内镜胃窦大弯侧近见微隆起性病变，色泽偏白（黄色箭头所示）；B：喷洒靛胭脂后病变图像；C：喷洒乙酸－靛胭脂混合液 3 分钟后观察，病变表面未见色泽变化（AIM 染色内镜无变化）；D：内镜黏膜下剥离术后组织学结果

图 7-41　胃腺瘤

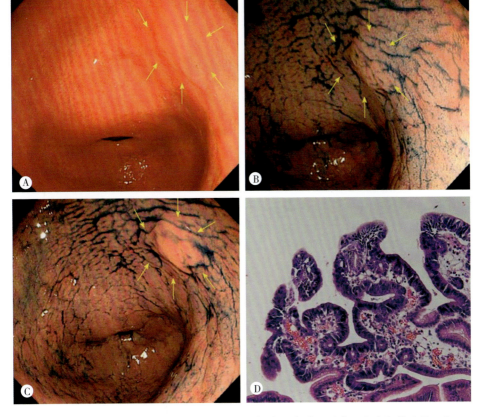

A：白光内镜胃窦小弯侧近后壁处微隆起病变，色泽与背景黏膜相同（黄色箭头所示）；B：喷洒靛胭脂后病变边界显示不清；C：喷洒乙酸－靛胭脂混合液3分钟后观察，病变表面变红（AIM染色内镜呈红色变化）；D：内镜黏膜下剥离术后组织学结果

[引自：Kono Y，Takenaka R，Kawahara Y，et al. Chromoendoscopy of gastric adenoma using an acetic acid indigocarmine mixture. World J Gastroenterol. 2014；20（17）：5094-5095.]

图7-42　高分化腺癌

3. 炎症

（1）糜烂、局灶萎缩、肠化等凹陷性病变：白光内镜下观察到局灶性发红凹陷性病变时，若边界清楚、边缘不规则要怀疑0-Ⅱc型分化型癌，若边界不清楚但边缘规则的病变疑为糜烂、凹陷型肠上皮化生等病变（图7-43至图7-45）。

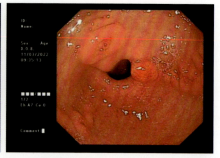

图7-43 胃窦多发糜烂，周围隆起，边缘规则，底部黏膜充血。活检病理提示中度慢性非萎缩性胃炎，活动性（+++）

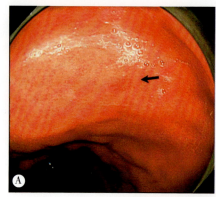
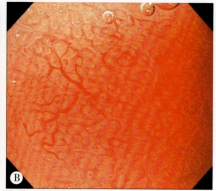

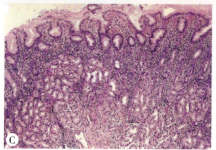

A：白光内镜胃体小弯侧片状发红黏膜，箭头所示；B：放大内镜观察DL（-），红肿区域也可见规则的SECN，未见不规则微血管；C：病灶活检诊断为慢性胃炎

图7-44 慢性胃炎

[引自：Yao K，Iwashita A，Tanabe H，et al. Novel zoom endoscopy technique for diagnosis of small flat gastric cancer：a prospective，blind study. Clin Gastroenterol Hepatol. 2007 Jul；5（7）：871.]

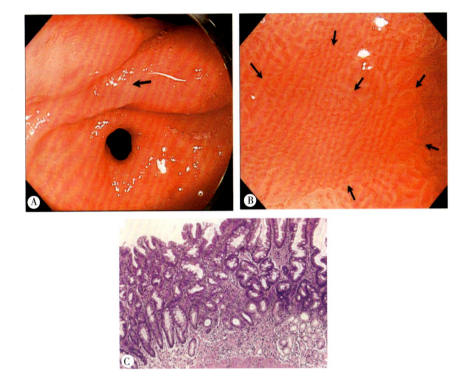

A：幽门前区小弯侧片状发红黏膜；B：放大内镜观察，DL（＋），规则的SECN消失，但血管粗细、分布均匀；C：病灶活检诊断为慢性胃炎伴肠化

图 7-45　慢性胃炎伴肠化

［引自：Yao K，Iwashita A，Tanabe H，et al. Novel zoom endoscopy technique for diagnosis of small flat gastric cancer：a prospective，blind study. Clin Gastroenterol Hepatol. 2007 Jul；5（7）：873.］

　　背景黏膜不同，未分化型癌的边界清晰度不同。正常黏膜区域，边界清楚的凹陷性褪色样病变，疑为0-Ⅱc型未分化型癌；边界不清晰的可疑为局灶性萎缩或MALT（mucosa-associated lymphold tissue）黏膜组织相关淋巴瘤。萎缩/肠化区域边界清楚的疑为0-Ⅱc型分化型癌；不清楚的疑为未分化型癌或MALT淋巴瘤。NBI放大观察表面构造和血管图像可进一步明确内镜下诊断，黏膜表面小凹样构造、大小均等、形状规则考虑为糜烂或肠化；若表面构造不清楚，且伴有轻微的血管异常，要考虑MALT淋巴瘤或局灶性萎缩。

　　（2）以皱襞变化为主的炎症：皱襞变化为主的炎症最常见的是HP感染

引起的胃皱襞肿大，较少见的还有 Menetrier 病、肥厚性胃炎、腐蚀性胃炎等。Menetrier 病较为少见，表现为广泛的胃黏膜皱襞粗大伴低蛋白血症，临床症状为下肢水肿、腹泻、腹胀、体重减轻、贫血等。Menetrier 病是胃癌的可能危险因素，其胃癌发病率可达 10%。内镜下表现为大弯侧黏膜皱襞粗大肥厚，呈脑回状，表面覆盖黏液、白苔、糜烂，多集中于胃底、胃体，胃窦部也可受累（图 7-46，图 7-47）。EUS 显示胃壁结构存在，黏膜肌层和（或）黏膜下层明显增厚，其中可见囊肿样低回声区域。病理检查为无特异性，主要表现为黏膜上皮细胞增生，胃小凹加深，黏液细胞增生，腺体萎缩。可用同位素检查确认蛋白自胃漏出而确诊此病。可先试验性抗 HP 治疗，如患者症状缓解，内镜下黏膜皱襞改善，也可帮助诊断。肥厚性胃炎也表现为类似的皱襞粗大、肥厚，但不伴有蛋白质渗出所致的低蛋白血症。

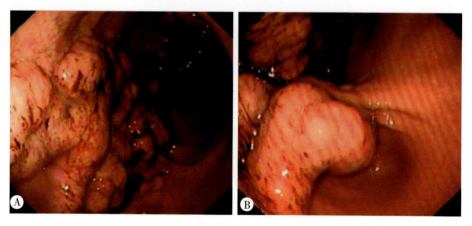

A：胃体部皱襞增生肥厚，表面覆盖黏液、陈旧性血痂、糜烂；B：胃窦皱襞呈结节样隆起

图 7-46　以皱襞为主的炎症

[引自：Wang HH, Zhao CC, Wang XL, et al. Menetrier's disease and differential diagnosis: A case report. World J Clin Cases. 2021；9（23）：6947.]

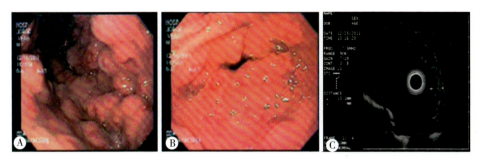

A：胃体粗大皱襞表面呈结节状，伴糜烂；B：胃窦见多发糜烂，表面覆盖黏液；C：超声内镜提示黏膜层及黏膜下层增厚，内部可见低回声区

图 7-47　Menetrier 病

[引自：Gompertz M，Montenegro C，Bufadel ME, et al. Méné trier disease. Report of one case. Rev Med Chil. 2012 Sep；140（9）：1175.]

4. 胃溃疡　在各种刺激因子作用下，胃壁组织受损达到黏膜下层及以下形成溃疡。胃溃疡修复阶段分为活动期（active stage）、愈合期（healing stage）、瘢痕期（scarring stage）。依据内镜下白苔、黏膜水肿、再生上皮表现不同，每个阶段又分为 2 个亚期。胃溃疡根据发病次数不同还可以分为初发性溃疡和再发性溃疡 2 类，两者间内镜下表现存在差异，与之相鉴别的胃癌种类也不相同。初发性胃溃疡急性期边界清楚，边缘呈均匀的环周水肿性隆起，不伴皱襞集中；愈合过程中黏膜水肿逐渐消退，病变边缘趋于平坦，可见栅栏状放射性排列的发红再生上皮，皱襞平缓地向溃疡中心聚集，直至完全覆盖创面，并形成纤维化的瘢痕组织。再发性溃疡由于瘢痕的存在，活动期也可见皱襞集中，黏膜下的纤维化不能发生水肿，所以病变边缘的水肿不匀称，形态不规则，可形成类似黏膜下肿瘤样隆起，要与胃癌相鉴别。与胃溃疡相比，胃癌的进展过程中也存在上皮再生、愈合、瘢痕化的恶性周期，内镜下表现为Ⅲ→Ⅲ+Ⅱc→Ⅱc+Ⅲ→Ⅱc 变化，鉴别时要注意观察边缘的Ⅱc部分。由于黏膜的水肿、充血、坏死物覆盖或并发出血，内镜观察和活检结果均会受影响。因此不能确定性质的病变,需要在行溃疡治疗后短期内复查胃镜并再次活检（图 7-48 至图 7-50）。

131

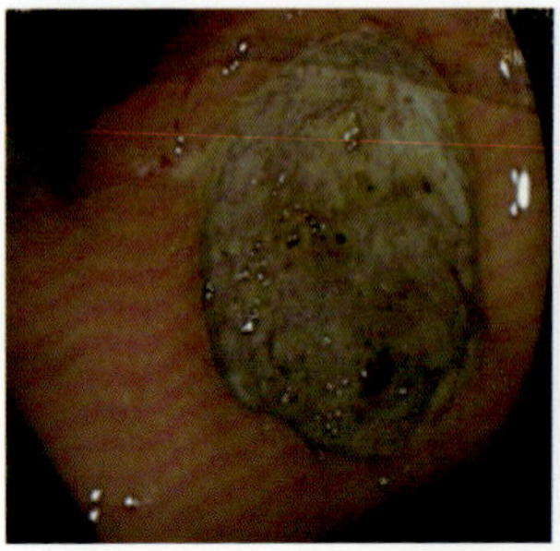

A1 期

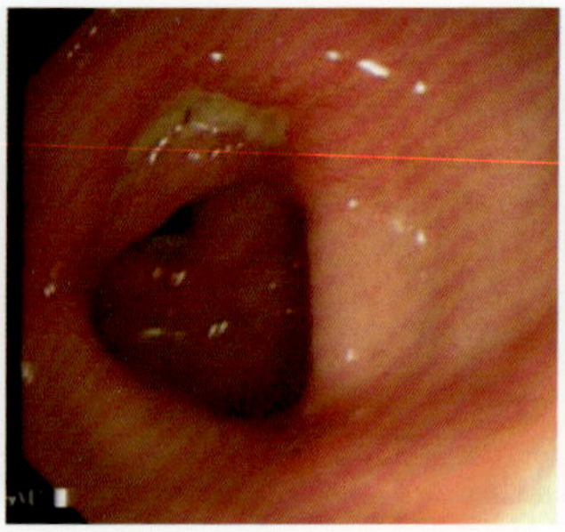

A2 期

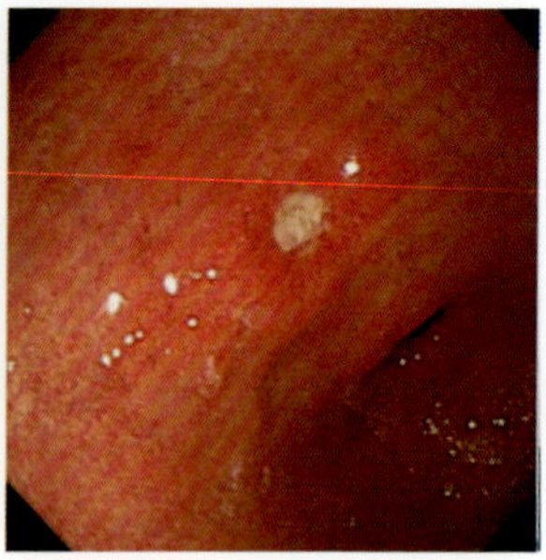

H1 期

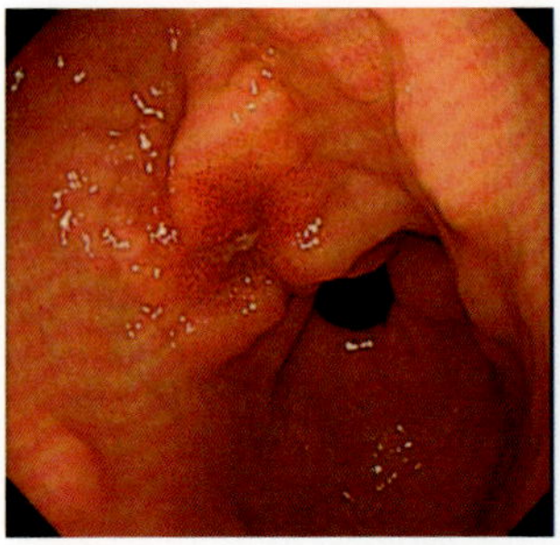

H2 期

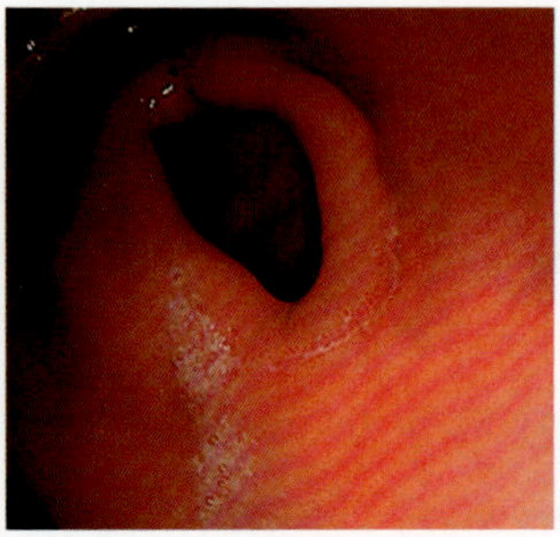

S1 期

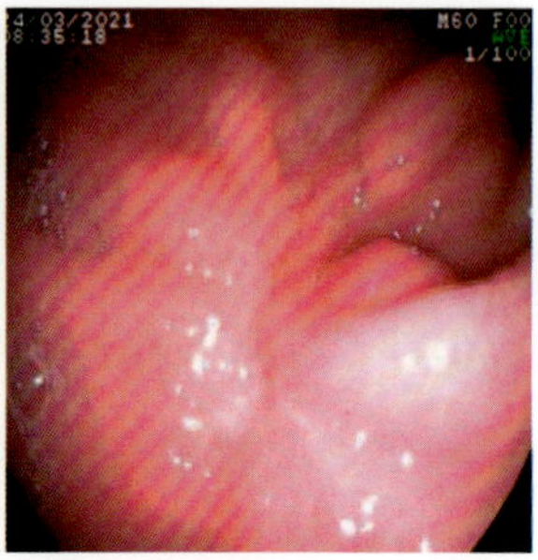

S2 期

图 7-48　良性胃溃疡周期

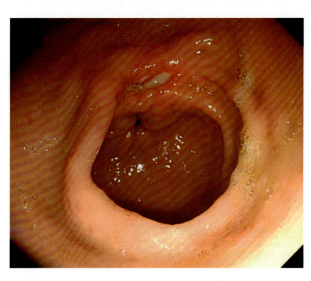

图 7-49　再发性溃疡，溃疡形态不规则，前壁处见黏膜下肿瘤样隆起，边缘可见再生上皮

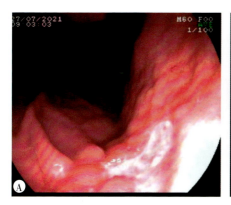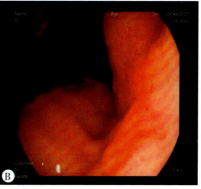

A: 白光内镜下胃体下部小弯侧Ⅲ型病变，底覆白苔，周围黏膜欠规则，病理提示溃疡; B: 内科规范治疗 2 个月复查，溃疡愈合形成发红Ⅱc型病变，边界清楚，周围黏膜不规则，病理＋免疫组化提示低分化腺癌

图 7-50　恶性溃疡周期Ⅲ→Ⅱc

5. 胃淋巴瘤　胃是结外恶性淋巴瘤最常见的部位之一，但胃淋巴瘤仅占胃恶性肿瘤的 1%~7%，尤以 MALT 淋巴瘤和弥漫性大 B 细胞淋巴瘤（diffuse large B-cell lymphoma，DCBL）两种最为常见。胃淋巴瘤起源于黏膜固有层，是非上皮性肿瘤，内镜下表现多样且非特异，色调变化以褪色调为主。胃 MALT 淋巴瘤白光下可表现为边界不清楚的颗粒状黏膜、糜烂、易出血，皱襞粗大等，相对特征性表现是白色区域有异常的血管增生，需要与Ⅰ型、Ⅱa、Ⅱc 型早期胃癌和胃炎、胃溃疡等相鉴别。NBI 放大内镜可观察到腺管膨大、破坏，无结构区域异常增生的小血管，上皮下白色区域（图 7-51 至图 7-53）。

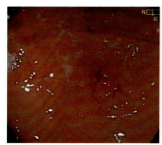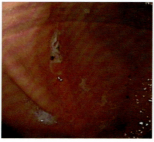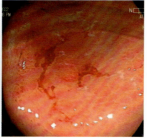

图 7-51　胃体下部大弯侧近前壁 MALT 淋巴瘤：边界不清，形态不规则的多发糜烂，易出血

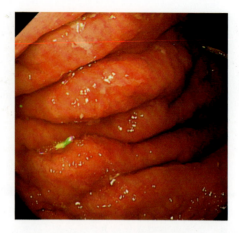

图 7-52 MALT 淋巴瘤白光下表现为胃体大弯侧皱襞粗大、增厚，表面可见异常增生的血管

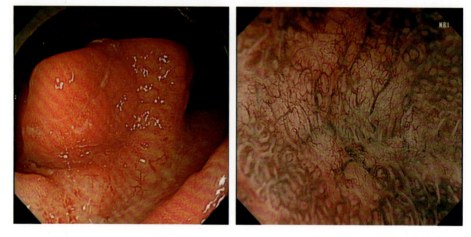

图 7-53 MALT 淋巴瘤表现为胃体大弯结节状隆起，表面发白，可见异常小血管增生。NBI 放大观察可见腺管消失的区域有小血管异常增生，周围有轻微肿大的腺管

    胃 DBCL 淋巴瘤多形成溃疡，形态不一，边缘可呈耳廓样隆起。与进展期癌相比，胃淋巴瘤的纤维化出现相对较迟，即使溃疡面很大时，胃壁的活动度和延展性仍良好，是两者重要的内镜下鉴别点（图 7-54，图 7-55）。确诊胃淋巴瘤要行病理检查，淋巴瘤起源位置较深，活检钳取材时注意留取足够多的组织，并深挖取材。当常规取材困难时，可考虑内镜下切除局部黏膜获取标

本。超声内镜可帮助评估病变质地、浸润深度和周围淋巴结,可用于治疗前后病情评估和随访。

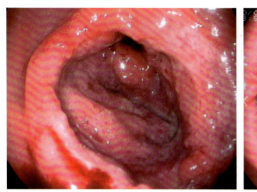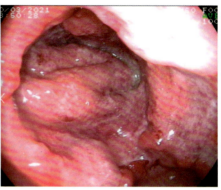

图 7-54 胃窦 DBCL,呈环周样溃疡样改变,起始部位覆盖正常黏膜,边缘呈耳廓样隆起

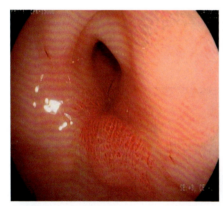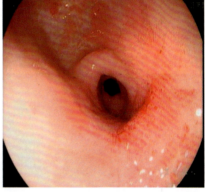

图 7-55 上述同一患者化疗 3 个月复查,病灶明显好转缩小,胃窦部可见小片状溃疡存在,周围见红色再生上皮,后壁处见瘢痕形成。

6. 黏膜下肿瘤 胃黏膜下肿瘤（submucosal tumor,SMT）包含平滑肌瘤、间质瘤、脂肪瘤、神经内分泌肿瘤等多种疾病,主要表现为表面黏膜正常的隆起性病变,良性肿瘤多见,病变较小时可以随访观察,当病变增大或有表面破溃、溃疡形成时,需与 SMT 样胃癌相鉴别。

　　SMT 样胃癌十分罕见，据报道占所有切除胃癌的 0.1%~0.63%，未分化至低分化型腺癌最为多见。SMT 样胃癌大多浸润到黏膜下层深部，活检阳性率偏低，需要与良性的 SMT 鉴别，以免延误诊断。SMT 样胃癌内镜可见：凹陷面见蚕食像，不规整，凹陷部位于肿瘤的中央。边界清楚、不整齐、发红、糜烂、溃疡较大、表浅，桥型皱襞不整齐。当上皮恶变不明显时，需借助色素内镜、NBI 放大内镜来仔细观察上皮变化。超声内镜可观察胃壁结构、病变起源、边界性状、肿瘤内部回声、周边淋巴结情况，有助于鉴定病变性质。但最终性质确定需要病理检查。常规活检困难时，可行内镜下黏膜局部切除、超声引导下细针穿刺、诊断性内镜下黏膜剥离术等获取标本。

　　（1）胃间质瘤（gastrointestinal stromal tumor，GIST）是胃内最常见的黏膜下肿瘤，来源于间叶组织，具有潜在恶变可能。肿瘤质地硬，可在胃壁内或向腔内、腔外生长。随着体积增大，表面可出现凹陷、溃疡。EUS 表现为第 4 层的低回声团，边界较清楚，内部回声可均匀或不均匀，出现点状的无回声区时，提示有中心坏死，高回声区提示肿瘤内透明样变性或出血。确诊依据病理及免疫组织化学检验（图 7-56）。

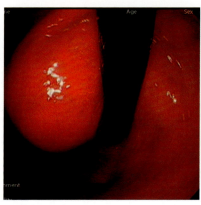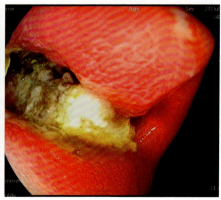

图 7-56　胃体上部后壁贲门下见黏膜隆起，中央见不规则凹陷伴糜烂及溃疡形成。于凹陷溃疡处取材送检，病理证实为间质瘤，CD34（＋），CD117（＋），核分裂象＜5/50HPF

（2）神经内分泌肿瘤：胃神经内分泌肿瘤虽然属于上皮性肿瘤，但起源于胃底腺区域黏膜深部的内分泌细胞。病变较小时肉眼形态常表现为息肉样隆起，当被覆正常黏膜时，也可表现为 SMT 样改变，如表面有肿瘤细胞浸润，可表现为凹陷性发红、糜烂、再生性改变。放大内镜观察病变起始部与周围黏膜结构相同，凹陷处为再生的上皮，上皮缺损处可见密集的、粗细不等的不明显微小血管。超声内镜提示为起源于第2、3层的低回声团块。有时肉眼难以与其他 SMT 或胃癌相鉴别，确诊依赖病理（图 7-57）。

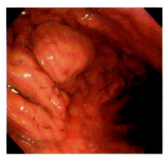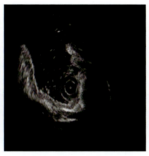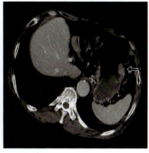

图 7-57　白光胃镜下提示为胃体中部大弯侧黏膜下隆起，表面覆正常黏膜。超声内镜示为固有肌层起源，边界清晰、内部均匀的低回声团，大小约 23mm×20mm；CT 提示胃体大弯侧的病灶均匀强化，周围未见异常肿大淋巴结

[引自：Lee J，Oh SJ. Gastric Neuroendocrine Tumor Mimicking Gastrointestinal Stromal Tumor：A Case Report. Case Rep Oncol. 2021 Sep 6；14（3）：1272-1273.]

（3）异位胰腺：胃内异位胰腺较少见，常表现为黏膜下隆起，表面可有腺管开口，呈脐样改变。EUS 提示病变呈低回声团块，多局限于黏膜下层以内，内部可见点状或线状高回声，恶变概率低（图 7-58，图 7-59）。

137

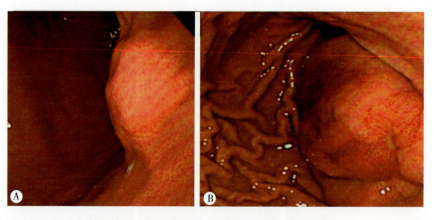

A：5 年前白光内镜检查胃体下部小弯侧近后壁见一大小约 4.0cm×3.0cm 黏膜下隆起，表面光滑；B：此次检查病变大小较前无明显变化，但表面出现糜烂、充血

图 7-58 异位胰腺

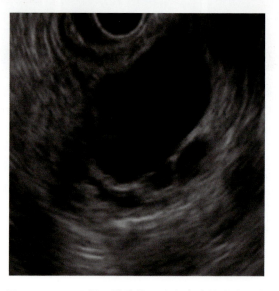

图 7-59 EUS 提示胃壁第 3 层多个囊性病变形成

　　胃体下部小弯侧近后壁处黏膜下隆起，EUS-FNA 显示非典型隐窝上皮和间质无恶性肿瘤，后行胃部分切除术，术后病理证实为异位胰腺组织具有部分囊性成分，囊肿是由分泌液潴留造成的（图 7-60）。

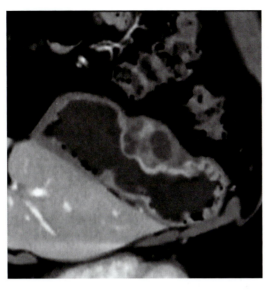

图 7-60 增强 CT 显示胃小弯处多个囊性病变，壁增厚

[引自：Matsubara K，Ishida M，Morito T，et al. A rare case of enlarged gastric heterotopic pancreas with retention cysts：A case report and literature review. Int J Surg Case Rep. 2020；74：285.]

（4）SMT 样的胃腺癌：白光内镜下胃角中央一黏膜下隆起，表面黏膜略发红，NBI 放大内镜提示病变有边界，隐窝开口小而不规则，中间部增宽。超声内镜显示为低回声团，黏膜层及黏膜下层增厚，综合考虑为胃癌，但活检结果阴性（图 7-61）。后行内镜下黏膜剥离术，术后病理示低分化腺癌，基底切缘阳性，追加外科手术，淋巴结转移阳性。

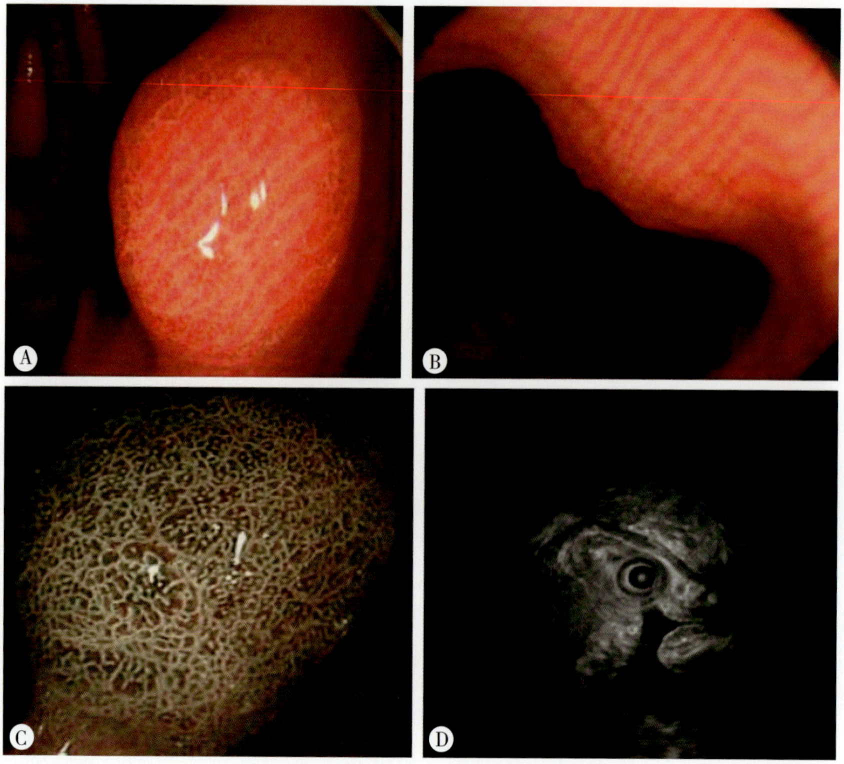

A、B：胃角 I s 病灶，表面黏膜充血；C：NBI 放大内镜提示边界阳性，隐窝开口小且不规则，中间部增宽，放大倍率 40×；D：超声内镜示深达黏膜下层 15.3mm×9mm的低回声团块，黏膜层及黏膜下层增厚。

图 7-61　胃腺癌

[引自：Cheng XL， Liu H. Gastric adenocarcinoma mimicking a submucosal tumor： A case report. World J Clin Cases. 2019；7（19）：3138–3144.]

（5）胃黏液癌：胃窦大弯侧隆起性病变，肿瘤较大但高度较低，凹陷部位于肿瘤边缘，病变表面发红、糜烂，伴有溃疡。超声内镜提示内部密度不均匀的低回声团，综合考虑为胃癌（图 7-62）。

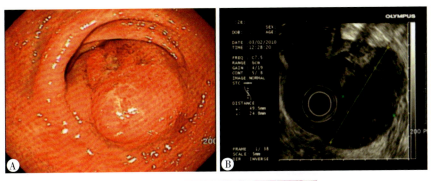

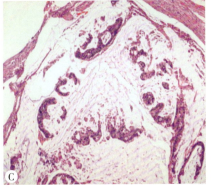

A：胃窦大弯侧隆起性病变，表面凹陷伴溃疡形成；B：超声内镜提示低回声团块中可见网状高回声斑点；C：不规则的肿瘤细胞团在黏液中漂浮（H & E，×100）

图 7-62　胃黏液癌

[引自：Kim JH，Jeon YC，Lee GW，et al. A case of mucinous gastric adenocarcinoma mimicking submucosal tumor. Korean J Gastroenterol. 2011 Feb；57（2）：121-2.]

（洪丹丹）

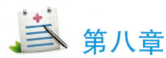

第八章

胃癌的临床症状学和鉴别诊断

胃（stomach）是消化管最膨大的部分，上连食管，下续十二指肠。其大小和形态因胃充盈程度、体位以及体型等状况而不同。成年人胃在中等度充盈时，平均长度（胃底至胃大弯下端）为 25 ~ 30cm，胃容量约 1500ml。胃分上下口，大小 2 弯和前后 2 壁，并可分为贲门部、胃底、胃体与幽门部 4 部分（图 8-1）。根据胃癌病灶发生部位不同、病情不同，其临床表现也不尽相同。当胃癌累及贲门部和幽门部等部位时，可出现进食后梗阻感或腹部饱胀感等相关表现，从而促使患者尽早就医。而部分患者病灶位于胃角、胃体、胃底等部位，

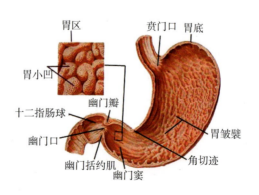

图 8-1　胃正常解剖图

因对于进食影响较小，故早期病灶不易察觉。胃癌早期还由于临床表现与胃炎、胃溃疡等疾病相似，且通过抑酸、护胃等治疗后，症状均可得到不同程度的缓解，故多数患者因此而延误治疗导致病情进展。因此，对于有胃部疾病临床症状的患者，普及胃镜检查是提高胃癌早期诊断率不可或缺的措施之一。

第一节 胃癌的常见临床症状

胃癌是一种常见的生活方式病。胃癌的发生与生活习惯、日常饮食，甚至我们的生存环境都有很大的关系。随着生活节奏变快，人们忙于生计，越来越不注重生活质量，导致身体免疫力低下，无法抵御疾病的侵蚀。胃癌的发生还与一些胃部的慢性疾病相关，例如慢性胃炎、胃息肉、胃黏膜异型增生、肠上皮化生、手术后残胃、长期幽门螺杆菌感染等这些常见的胃部疾病，如果得不到及时的治疗，很容易导致癌变，形成胃癌。胃癌作为一种最常见的恶性肿瘤，发病率和死亡率都非常的高，这与人们对胃癌的临床表现认识不够有很大的关系。因此，对于胃癌的常见症状，我们要有一个正确的认识，这样才能在早期，甚至癌变时期就将其发现，提高治愈的可能性。

143

一、消化道症状

早期胃癌70%以上无明显症状。随着病情的发展，可逐渐出现非特异性的、类似于胃炎或胃溃疡的症状，但难以引起足够的重视。随着肿瘤的生长，出现上腹部饱胀不适或隐痛、返酸、嗳气、恶心、食欲减退、消化不良等症状，影响胃功能时才出现较为明显的症状，但均缺乏特异性。

进展期胃癌（即中晚期胃癌）症状有胃区疼痛，常为咬啮性，与进食无明显关系，也有类似消化性溃疡的疼痛，进食后可以缓解。除此之外还会出现上腹部饱胀感、沉重感、厌食、腹痛、腹泻、消瘦、贫血、水肿、发热等症状。

出现消化道症状的常见疾病有：

1.食管疾病 食管疾病（esophageal diseases），包括食管的畸形、运动失调、炎症和肿瘤。有些疾病无症状或症状轻微，对健康影响不大；有些会影响进食，甚至威胁生命。需根据 X 线钡剂造影、食管压力测定或食管镜检查的结果进行诊断。无症状或症状轻微者无需治疗；影响进食或威胁生命者需手术治疗。常见的疾病有食管炎、食管癌、食管贲门失弛缓症。

2. 胃、十二指肠疾病　胃十二指肠疾病主要是胃和十二指肠对食物消化和吸收的功能受到损害所致。胃十二指肠疾病在致病因素、临床表现、诊断方法及治疗上有许多相似点，种类较多，包括外伤、先天性疾病、炎症性疾病、良性肿瘤及恶性肿瘤等。其临床表现轻重不一，缺乏特异性。急性胃十二指肠疾病主要以腹痛为主，症状明显，查体可能有局部腹痛、腹部包块等阳性体征；慢性胃十二指肠疾病主要症状有嗳气、反酸、消化不良、恶心、呕吐、腹痛、腹胀等，甚至可有消化道出血及体重减轻等表现。常见疾病有胃炎、消化性溃疡、胃癌、十二指肠炎、胃神经官能症等。

3. 小肠疾病　小肠疾病起病隐匿，虽症状多样，但特异性差。常见有腹痛、腹胀、腹泻、腹部包块、发热、出血、贫血、消瘦、梗阻等。常见疾病有急性肠炎、肠结核、吸收不良综合征、急性出血性坏死性肠炎、克罗恩病等。

4. 结肠疾病　各种痢疾、结肠炎、肠易激综合征、结肠癌等。

5. 肝脏疾病　肝脏疾病是发生在肝脏的所有疾病的总称，包括感染性疾病、肿瘤性疾病、血管性疾病、代谢性疾病、中毒性疾病、自身免疫性疾病、遗传性疾病、肝内胆管结石病等。感染性疾病又包括病毒感染、细菌感染、寄生虫感染等，如病毒性肝炎、肝包虫病等。肿瘤分为良性肿瘤和恶性肿瘤，如肝癌、肝血管瘤、肝脂肪瘤、肝肉瘤等。肝脏疾病种类繁多，不同疾病的临床表现也各有不同。

（1）肝损伤：最常见的表现是腹痛，向右肩部放射，可伴有恶心、呕吐，大量出血时可导致休克，肝损伤继发感染可导致肝脓肿等。

（2）肝感染性疾病：常见症状有黄疸、发热、上腹部绞痛，疼痛可放射至肩背部。阿米巴性肝脓肿患者可表现为腹泻和黏液血便、食欲缺乏、营养不良等。肝结核患者多有长期低热、盗汗、乏力、食欲缺乏、肝区疼痛、肝功能异常等。

（3）肝癌：肝癌早期表现多不明显，肿瘤较大或病程进展至中晚期时可出现上腹部不适、疼痛、发热、乏力、恶心、食欲缺乏、腹胀、黄疸、腹水等。

（4）肝良性肿瘤：常见症状有腹痛、恶心、呕吐、上腹部不适等，没有特异性症状。

6. 胆道疾病　胆道疾病指胆道系统发生的疾病。胆道系统起始于肝内的毛细胆管，逐步汇合为各级肝内胆管分支，至肝门部成为左、右肝管，最后在肝外汇总为肝总管。胆囊经胆囊管与肝总管相连，自胆囊管与肝总管连接处以下称为胆总管，其终末端有奥迪（Oddi）括约肌。胆总管与胰管汇合后，开口于十二指肠乳头。常见的胆道疾病包括结石、肿瘤、寄生虫病、先天性畸形等。胆道的病变可造成胆道梗阻使胆汁淤滞，进一步影响肝脏功能，且常导致继发感染，胆道结石等慢性刺激也可诱发恶性肿瘤。患者可无症状，发作时主要表现为消化道症状和胆道相关症状，如右上腹痛，可向右侧肩胛区和背部放射。胆囊炎可伴有畏寒发热，白细胞计数增多；急性胆管炎会出现 Charcot 三联征或 Reynolds 五联征；胆道阻塞可出现梗阻性黄疸；胆道出血可出现周期性上消化道出血的表现。常见的疾病有胆石症、胆囊炎、胆管炎、胆道蛔虫症等。

7. 胰腺疾病　胰腺疾病是胰腺所有疾病的统称，包括胰腺先天性疾病、胰腺损伤性疾病、胰腺炎症性疾病、胰腺囊性病变和胰腺分泌性肿瘤。

（1）胰腺先天性疾病：包括环状胰腺、异位胰腺、胰腺分离等。环状胰腺是胚胎发育时期导致的先天解剖异常，胰腺组织呈环状包绕十二指肠降部，可引起先天性十二指肠梗阻；异位胰腺是在正常胰腺组织以外存在的胰腺组织，多位于上消化道，以胃和十二指肠所在的部位为主，主要表现为出血、梗阻、憩室、肿块等；胰腺分离是指胰腺的腹胰管和背胰管不能融合，分别汇入十二指肠，副胰管成为主要排泄通道，主要表现为上腹部疼痛，向背部放射，进食后加重。

（2）胰腺损伤性疾病：包括胰腺挫伤、裂伤、胰腺断裂等，根据损伤程度不同，可有腹痛，放射至肩背部，可同时伴恶心、呕吐等，还表现为腹部压痛、反跳痛和肌紧张等。

（3）胰腺炎症性疾病：急性胰腺炎表现为腹痛、腹胀、发热、消化不良、脏器功能障碍等，当出现 Cullen 征和 Grey-Turner 征时提示病情严重，同时存在水、电解质、酸碱平衡紊乱，血尿淀粉酶明显升高。慢性胰腺炎常表现为腹痛、腹胀、腹泻、上消化道不适、消瘦、血糖增高、黄疸、腹部肿块等。

（4）胰腺囊性病变：包括胰腺真性囊肿、胰腺假性囊肿、胰腺囊性肿瘤等。

①先天性真性囊肿：为胰腺先天性病变，有囊性纤维病、多发囊肿、肠源性囊肿、孤立囊肿等。

②后天性真性囊肿：多由胰管阻塞导致远端胰管、腺泡囊性扩张和胰液潴留导致的潴留性囊肿。

③胰腺假性囊肿：是继发于急性胰腺炎、慢性胰腺炎、胰腺损伤后的并发症。

④胰腺囊性肿瘤：包括浆液性囊腺瘤、黏液性囊腺瘤、黏液性囊腺癌。

（5）胰腺分泌性肿瘤：

①胰腺外分泌肿瘤：主要是胰腺癌，表现为腹痛（多为隐痛）、腹胀、食欲减退、进行性消瘦、黄疸等。

②胰腺内分泌肿瘤：是以胰岛中某一种细胞为主形成的肿瘤，例如胰岛素瘤、胃泌素瘤、生长抑素瘤、胰多肽瘤、胰高血糖素瘤等。

8. 腹膜、肠系膜疾病　肠系膜是将肠管悬吊于后腹壁的腹膜。肠系膜疾病在临床上并不多见。

（1）急性非特异性肠系膜淋巴结炎。是小儿及青少年急性腹痛的常见原因之一。多发生于回盲部的肠系膜淋巴结，这与回结肠区肠系膜淋巴结多、末段回肠淋巴引流十分丰富有关，且因肠内容物常在回肠末段停留，毒素或细菌产物易在该处被吸收而使淋巴结产生反应。此时可见到回肠末端系膜的淋巴结肿大、硬韧，呈灰白色，系膜血管有轻度充血，腹内可有少量清液渗出，肠管本身正常。临床表现为程度不等的腹痛，随后疼痛局限于右下腹。发病前可有上呼吸道感染史，应与急性阑尾炎相鉴别。急性肠系膜淋巴结炎常是先发热后腹痛，其腹痛范围较广，不太局限，与阑尾炎病人能确切指出腹痛最重的部位不同。检查时其压痛点比阑尾炎靠内上，并向脐部延伸，有肌抵抗而少有肌强直，很少能触到肿大的淋巴结。预后良好，不需特殊处理也可痊愈。与急性阑尾炎鉴别困难时，应手术探查，诊断明确后无需切除淋巴结，术后淋巴结炎症常可顺利消退。

（2）肠系膜脂膜炎，又称肠系膜脂肪代谢障碍、收缩性肠系膜炎等。病因不明，罕见。肠系膜广泛增厚变硬，正常的脂肪分叶消失，有不规则的色泽改变。显微镜下可见慢性脂肪坏死（见脂膜炎）。临床无特异表现，可有反复发作的腹痛，常在腹右侧。伴低热乏力或恶心呕吐，后期可出现腹内肿块。钡餐造影、肠系膜血管造影、CT 可帮助确定病变部位。必须手术探查才能明确诊断，常需作活体组织检查以与肿瘤鉴别。无需手术切除病变，皮质激素治疗有效，无特异治疗。多数病例可自行缓解，很少产生严重合并症。

（3）肠系膜肿瘤，有囊性、实性之分，临床上均较少见。发生部位多在小肠系膜，尤其是回肠系膜，横结肠或乙状结肠系膜少见。

肠系膜肿瘤多为良性，临床症状与肿物大小、位置、活动度是否压迫周围器官，有无扭转、出血坏死、感染、梗阻等合并症有关。由于肠系膜可活动，病初起时大都无症状，肿瘤长大后，可触及无痛的腹内肿物。肿物软硬不等，一般可活动，侧向活动度大，上下方向活动度小。恶性者常伴有腹痛、消瘦无力等症状。B 型超声、钡餐造影、CT 等检查可协助诊断，确诊常需剖腹探查。

二、出血症状

当肿瘤破坏血管后，可有呕血、黑便等消化道出血症状（图 8-1-1）。早期的胃癌可出现消化道出血现象，胃癌时大便常呈柏油状或黑便，便隐血试验持续阳性。晚期胃癌出血量会增大，若合并幽门梗阻时常会在呕吐物中混杂咖啡色或暗红色的血液，应引起注意。

（一）呕血鉴别诊断

1. 消化性溃疡　当消化性溃疡穿透动脉、静脉或富含血管的组织，可引起呕血。当动脉穿透时可引起威胁生命的大出血，伴有黑便、便血、寒战、发热、休克、脱水的表现（如心动过速、低血压、皮肤血管充盈差以及口渴）。多数患者有恶心、呕吐、上腹部疼痛等病史，进食或服用抗酸药物后缓解。部分患者还有饮用咖啡、酗酒或应用非甾体类药物史。

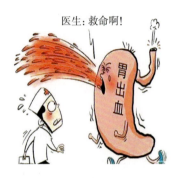

图 8-1-1　胃出血

2. 消化道炭疽　消化道炭疽是因为摄入被革兰阳性炭疽杆菌孢子污染的肉类所引起。起始表现为厌食、恶心，呕吐和发热，可能进展为呕血、腹痛和严重的血水样腹泻。

3. 凝血系统疾病　患者有凝血系统疾病如血小板减少或血友病可出现消化道出血，表现为中到重度呕血。其他系统也可能发生出血如鼻出血和黏膜出血。不同的凝血系统疾病伴随的症状不同。

4. 食管癌　食管癌的晚期表现为呕血和持续性胸痛，可放射到背部，伴有胸骨后饱胀感、严重的吞咽困难、恶心、呕吐、夜间反流、误吸、血痰、发热、打嗝、咽痛、黑便等。

5. 食管损伤　摄入腐蚀性的酸碱类物质可引起食管损伤，伴有呕吐物血样或咖啡渣样，以及上腹部和胸骨后疼痛，吞咽时加重。当摄入碱性药物时，咽部黏膜可出现泡沫样分泌物，黏膜发灰、水肿。吞咽困难、流涎和发热可于 3 ～ 4 周内发生，或随瘢痕形成而加重。

6. 食管破裂　呕血严重程度取决于引起食管破裂的原因。当器械损伤食管时，呕血通常是轻微的。威胁生命的疾病也可导致胸骨后、上腹部、颈部以及肩胛部疼痛，伴有胸部和颈部水肿。检查可以发现胸壁皮下、锁骨上窝和颈部水肿，患者可表现为呼吸窘迫，比如呼吸困难和发绀。

7. 食管静脉曲张破裂　该病威胁生命。呕吐物可呈咖啡渣样或大量鲜红色血样。因出血量大可出现心动过速和低血压等休克表现，伴有腹胀、黑便或无痛性便血（视出血速度及量的大小，从轻度的滴血到大量的直肠出血）。

8. 急性胃炎　最常见的表现为呕血和黑便。尽管有上腹部不适、恶心、发热，但它们可能是唯一的表现。大量血液丢失可引起休克。典型的患者有酗酒史、应用阿司匹林或其他非甾体类药物史。胃炎也可以因幽门螺杆菌感染引起。

9. 胃食管反流病　该病呕血少见，常伴有胃部灼热感、腹胀、消化不良和反流，躺下或前屈时加重。重度食管炎时可出现吞咽困难、胸骨后绞痛、体重降低和误吸表现如呛咳、呼吸困难和反复肺部感染。

10. Mallory-Weiss综合征　即贲门黏膜撕裂。该病特征是胃和食管连接部黏膜撕裂，导致呕血和黑便。通常因严重的呕吐、干呕或是咳嗽加重，尤其在酗酒者或幽门梗阻的患者中易发生。严重的出血之后可有休克表现，如心动过速、低血压、呼吸困难和皮肤湿冷。

11. 急性憩室炎及继发性梅毒　当急性憩室炎累及十二指肠可发生消化道出血和反复的呕血，可伴有腹痛和发热。继发性梅毒累及消化道也可引起呕血，常见的表现有原发性软下疳、皮疹、发热、厌食、体重降低和头痛。

12. 疟疾及黄热病　疟疾可引起呕血和其他消化系统表现，但典型的表现为寒战、发热、头痛、肌痛、脾大。黄热病也可引起呕血和突然发热、心动过缓、黄疸以及虚脱。

（二）便血鉴别诊断

1. 炎症、溃疡性因素

（1）肠道感染性疾病：常见的有细菌性痢疾、阿米巴痢疾、真菌性肠炎、假膜性肠炎、小肠结核、结肠结核、小肠钩虫感染、结肠血吸虫病、出血坏死性小肠炎等。

（2）炎症性肠病：如克罗恩病或溃疡性结肠炎。

（3）放射性结肠、直肠炎：多系盆腔恶性病变接受放射治疗后，局部肠黏膜受到损伤后导致出血，常表现为反复、小量的便血。

（4）缺血性结肠炎：多见于患有动脉硬化的老年患者，系因肠系膜的血运发生障碍而使肠黏膜发生缺血、溃疡形成所致。病变以结肠多见，临床表现为在剧烈腹痛后解出暗红或鲜红色血便。

（5）白塞病：本病病因未明，多认为是免疫性血管炎引起血管闭塞，导致肠血供障碍而引起溃疡性病变；也有学者认为本病与感染或遗传有关。溃疡发生在回盲部者最为多见，且易发生出血。

（6）直肠或孤立性溃疡：引起此种溃疡的原因不甚明确，但溃疡侵蚀血管即可引起出血。

（7）结肠应激性溃疡：炎症、溃疡性病变是便血的常见病因。多数直肠和乙状结肠的炎症与溃疡可引起黏液脓血便；重型溃疡性结肠炎、血吸虫性肉芽肿可引起鲜血便；阿米巴痢疾常引起果酱色或暗红色血便；少数肠结核或克罗恩病可发生大出血；出血坏死性小肠炎常排出暗红、鲜红或洗肉水样便。总之，便血量及色泽常与病变大小、部位与出血速度有关。

2. 血管性因素

（1）动静脉畸形与血管发育不良，下消化道肠壁血管发育不良、畸形等血管性病变引起的出血：可分为海绵状血管瘤、肠黏膜下血管发育不良、血管畸形。病变约70%发生于结肠，其中又以右半结肠或盲肠多见。少数血管畸形发生在小肠。

（2）遗传性出血性毛细血管扩张症（Ronda-Osier-Weber 综合征）：此综合征可发生于全消化道，如发生在小肠时易发生出血。本病罕见，属家族性遗传性疾病。

（3）Dieulafoy 病：病变发生在胃内者最多见，如发生在小肠或结肠时可引起便血。此病以中、老年患者多见，出血多因黏膜下血管受到炎症、溃疡的刺激而发生破裂所致。

（4）直肠、结肠及小肠黏膜下静脉曲张：门静脉高压症患者，当侧支循环建立后，极少数患者回、结肠黏膜下静脉可发生曲张，如发生破裂时可引起血便。在行脾切除及胃底血管横断手术后，回肠黏膜下的静脉更容易发生曲张。

（5）Wegener 肉芽肿病：系原因不明的全身性血管炎性疾病，常具有鼻咽部、肺部病变及坏死性肾小球肾炎。该病有时可累及胃肠道，使小肠或结肠发生缺血、出血，重者可发生肠穿孔。

（6）肠系膜血管缺血性病变：可见于肠系膜血管痉挛、肠系膜静脉血栓形成、肠系膜动脉栓塞、缺血性结肠炎。肠系膜血管缺血性病变可因休克、动脉粥样硬化、血管内膜炎而罹患，或继发于伴有心房纤维颤动的心脏疾患。

（7）腹主动脉瘤：如果腹主动脉瘤破裂穿破小肠或大肠时，可导致下消化道大出血。

（8）内、外痔核形成：当内、外痔核发生出血时，多为粪便表面带血，或便后滴血。但少数情况下，内痔出血后，血液可积聚于直肠壶腹部，当血液一次排出时可表现为解暗红或鲜红色血便。痔核出血亦是常见的病因之一。

3. 机械性因素

（1）空肠憩室、结肠憩室或结肠憩室病、美克尔（Meckel）憩室，有症状者最可表现为便血。

（2）肠套叠或肠扭转：肠套叠好发于 10 岁以内的婴幼儿，60% 以上的成人肠套叠是继发于肠多发性息肉或肠道肿瘤。肠扭转时间过长时，可因肠管的血运障碍而致出血。

（3）回盲瓣脱出：少数情况下，如回盲瓣脱出、发生嵌顿时可引起出血。

（4）结肠内子宫内膜异位症：子宫内膜组织异位于结肠黏膜时，当女性患者月经来潮时可发生血便，月经周期结束时便血也随之停止。

（5）肛瘘与肛裂：少数情况下肛瘘与肛裂可导致出血，但一般出血量不大。

4. 肿瘤性因素

（1）良性肿瘤：

①结肠息肉：包括家族性腺瘤性息肉病、Gardner 综合征、Turcot 综合征、幼年性息肉病、黑色素斑 – 胃肠道多发性息肉病（P–J 综合征）、增生性息肉病、炎性息肉等，是便血的重要病因之一。②小肠平滑肌瘤、神经纤维瘤等，较少见。

（2）恶性肿瘤：

①小肠恶性淋巴瘤：有时可表现为大出血。②小肠腺癌：较少见。③小肠、

大肠类癌：引起出血较少见。④结肠、直肠癌：是导致便血的常见原因之一，但出血量一般较小。

5. 全身性疾病

（1）传染病：伤寒、副伤寒、流行性出血热、钩端螺旋体病、重症肝炎或暴发性肝衰竭等。

（2）血液病：血友病、腹型过敏性紫癜（Henoch型紫癜）、胃肠型恶性组织细胞病等。

（3）结缔组织病：结节性多动脉炎（结肠结节性动脉周围炎）、系统性红斑狼疮及类风湿性关节炎累及肠道。

（4）其他：如严重败血症、尿毒症等均可引起便血。

三、晚期症状

（一）消瘦、恶病质鉴别诊断

恶病质（cachexia）亦称恶液质，表现为极度消瘦，皮包骨头，形如骷髅，贫血，无力，完全卧床，生活不能自理，极度痛苦，全身衰竭等。多由癌症和其他严重慢性病引起。可看作是全身许多脏器发生障碍所致的一种中毒状态。此症的发生多指机体处于严重的机能失调状态。

1. 营养不良　机体摄入及利用的能量不足所致。

2. 慢性消耗性疾病

（1）消化道疾病：可伴有消化道症状和体征。

（2）慢性肝病：伴有乏力纳差、恶心腹胀、肝区疼痛，亦可有黄疸、低热等。

（3）结核病：伴有低热、盗汗、咳嗽、咯血。

3. 内分泌疾病

（1）甲状腺功能亢进：怕热，多汗，急躁，手抖，心慌，多食多便，突眼，甲状腺肿。

（2）糖尿病："三多一少"。

（3）Addison病（慢性肾上腺功能减退）：可伴有皮肤黏膜色素沉着、乏力、纳差、低血压、低血糖、抵抗力下降。

（4）希恩综合征（产后大出血所致的腺垂体功能减退）：产后无乳，性腺功能下降，闭经，皮肤苍白，毛发脱落。

4. 神经性厌食　可有体重极速下降，年轻女性多见，对进食有成见。明显消瘦，多低于标准体重的25%，常有闭经。体重恢复到一定水平，月经可恢复，无其他器质性疾病。

5. 精神疾病　抑郁症，重度消瘦。

（二）梗阻鉴别诊断

幽门附近的胃癌有幽门梗阻的表现。典型症状包括腹部疼痛及饱胀感、呕吐、上腹膨隆、蠕动波、振水音、脱水征、碱中毒以及恶病质。可并发营养不良和电解质紊乱。

1. 活动期溃疡所致幽门痉挛和水肿　患者常有溃疡病疼痛症状，梗阻为间歇性，呕吐虽然很剧烈，但胃无扩张现象，呕吐物不含宿食。经内科治疗梗阻和疼痛症状可缓解或减轻。

2. 胃癌所致的幽门梗阻　患者病程较短，胃扩张程度较轻，胃蠕动波少见。晚期上腹可触及包块。X线钡餐检查可见胃窦部充盈缺损，胃镜取活检能确诊。

3. 十二指肠壶腹部以下的梗阻性病变　十二指肠肿瘤、环状胰腺、十二指肠淤滞症均可引起十二指肠梗阻，伴呕吐，胃扩张和潴留，但呕吐物多含有胆汁。X线钡餐或内镜检查可确定梗阻性质和部位。

（三）穿孔鉴别诊断

临床上较少见；胃穿孔主要表现为腹部疼痛。急性胃穿孔表现为刀割样疼痛；慢性胃穿孔表现为餐后上腹部隐痛。部分患者有恶心、呕吐、腹胀、便秘等症状，当病情发展至细菌性腹膜炎和肠麻痹时，患者可能会出现中毒性休克，后果较为严重。

1. 急性阑尾炎　典型表现是转移痛，会与胃穿孔时胃内容物向右下腹部扩散引起的疼痛难以区别。阑尾炎的病变位于右下腹，所以固定的压痛点在右下腹部，多形成局限性腹膜炎。胃穿孔病人上、下腹都有压痛，且以上腹痛为显

153

著，腹膜刺激征比阑尾炎弥漫。肛门指诊有时可在直肠右侧触及压痛，也有助于阑尾炎的诊断。

2. 急性胰腺炎　腹痛可在上腹偏左，向后背放射，有时可能与溃疡穿孔难以区别。应做血、尿淀粉酶测定，溃疡穿孔虽也可有淀粉酶升高，但多为中度增高，若超过 700U/L 则可排除溃疡病穿孔。同时还可行腹腔穿刺抽液测淀粉酶。胰腺炎穿刺液往往呈棕色，内无食物残渣。X 线检查胰腺炎无膈下游离气体。

3. 胆囊炎　右上腹痛向右肩背放射，可触及肿大的胆囊，B 超常可发现胆囊炎或合并的胆结石，膈下无游离积气。此外，还要与胸膜炎、宫外孕等疾病鉴别。

（四）远处转移鉴别诊断

包括直接浸润、血行转移、腹腔种植转移和淋巴转移，患者主要表现为腰背部疼痛、腹水、腹胀、淋巴结肿大等。

1. 腰背部疼痛　尽管背痛可能是脊柱疾病的前驱症状，但也可因泌尿生殖系统、消化道疾病、心血管系统疾病、肿瘤等引起。疼痛可能是急性的、慢性的、持续性的、间歇性的，可局限于背部，也可能沿脊柱或腿部放射。疼痛可因活动，例如弯腰、抬东西而加重，休息后减轻，或是不受活动和休息的影响。

（1）急、慢性损伤：①急性损伤：如脊柱骨折、韧带、肌肉、关节囊的撕裂，急性椎间盘突出等。②慢性损伤：如韧带炎，肌肉劳损，脊柱骨关节的增生和退变，脊柱滑脱等。

（2）炎性病变：分为细菌性炎症和非细菌性炎症两种。

细菌性炎症：可分为化脓性和特异性感染（如脊柱结核）。化脓性感染多见于椎间隙感染，硬膜外脓肿，椎体骨髓炎。

非细菌性炎症：风湿性肌纤维组织炎，类风湿性关节炎，第 3 腰椎横突综合征，强直性脊柱炎，储能关节致密性骨炎。

（3）脊柱的退行性改变：如椎间盘退变，小关节退变性骨关节炎，继发性椎管狭窄症，老年性骨质疏松症，假性滑脱及脊柱不稳定等。

（4）骨的发育异常：脊柱侧凸畸形，半椎体，狭部不连性滑脱，驼背，腰椎骶化或骶椎腰化，脊柱裂及钩状棘突，水平骶骨，下肢不等长，扁平足。

（5）姿势不良：长期伏案工作或弯腰工作，妊娠、肥胖所致。

（6）肿瘤：骨与软组织肿瘤，骨髓或神经肿瘤等。

（7）内脏疾病引起的牵涉性痛：妇科盆腔疾病、前列腺疾病等可引起下腰痛，肾脏疾病如结石、肾盂肾炎及腹膜后疾病如脓肿，血肿等可引起腰背痛，肝脾和心脏病可引起背部疼痛。十二指肠球部溃疡侵及胰腺，晚期肺癌、胃癌、胰腺癌等都可引发背痛，但多有其他相应的症状，不难鉴别。

（8）精神因素：随着社会进展及节奏的加快，此类疾病逐渐增多，如慢性疲劳综合征，神经衰弱，抑郁症。

2. 腹水 正常状态下，人体腹腔内有少量液体（一般少于200ml），对肠道蠕动起润滑作用。任何病理状态下导致腹腔内液体量增加，超过200ml时称为腹腔积液（ascites）。腹腔积液仅是一种病征，产生腹腔积液的病因很多，比较常见的有心血管病、肝脏病、腹膜病、肾脏病、营养障碍病、恶性肿瘤腹腔转移、卵巢肿瘤、结缔组织疾病等。

155

（1）漏出性腹腔积液：

①肝源性：常见于重症病毒性肝炎、中毒性肝炎、各型肝硬化、原发性肝癌等。

②营养不良性：较少见。长期营养不良者血浆白蛋白降低，可引起水肿及漏出性腹腔积液。

③肾源性：见于急、慢性肾炎、肾衰竭，系统性红斑狼疮等结缔组织病。

④心源性：见于慢性右心功能不全或缩窄性心包炎等。

⑤胃肠源性：主要见于各种胃肠道疾病导致的蛋白质从胃肠道丢失的疾病，如肠结核、克罗恩病、恶性淋巴瘤、小肠淋巴管扩张症、先天性肠淋巴管发育不良、儿童及成人乳糜泻等。

⑥静脉阻塞性：常见于肝静脉阻塞综合征（Budd–Chiari Syndrome）、下腔静脉阻塞或受压、门静脉炎、门静脉阻塞、血栓形成或受压等。

⑦黏液水肿性：见于甲状腺功能减退症、垂体功能减退症等所致的黏液性水肿。

（2）渗出性腹腔积液

①腹膜炎症：常见于结核性腹膜炎、自发性细菌性腹膜炎、腹腔脏器穿孔导致的急性感染性腹膜炎、癌性腹膜炎（包括腹腔或盆腔内恶性肿瘤腹膜转移）、真菌性腹膜炎、嗜酸性细胞浸润性腹膜炎等。

②胰源性：多见于急性坏死性胰腺炎、胰腺假性囊肿、慢性胰腺炎、胰腺癌、胰管发育不良等。

③胆汁性：多见于胆囊穿孔，胆管破裂，胆囊、胆管手术或胆管穿刺损伤等。

④乳糜性：引起乳糜性腹腔积液的病因较为复杂，可见于腹腔内或腹膜感染（结核、丝虫病）、恶性肿瘤（如淋巴瘤、胃癌、肝癌）、先天性腹腔内或肠淋巴管发育异常、淋巴管扩张或局部性受压、腹部外伤或腹腔内医源性损伤及少数肝硬化、门静脉血栓形成及肾病综合征等。

（3）血性腹腔积液：

①肝脏疾病：重症肝炎、暴发性肝衰竭、坏死后性肝硬化、肝癌晚期、妊娠期自发性肝破裂、肝动脉瘤破裂、巨大肝血管瘤破裂及肝外伤性破裂等。

②腹膜疾病：结核性腹膜炎、腹腔或盆腔内恶性肿瘤腹膜转移、原发性腹膜间皮瘤、腹膜或网膜血供障碍等。

③腹腔内其他病变：如腹主动脉瘤破裂、急性出血性坏死性胰腺炎、外伤性或创伤性脾破裂、腹腔内其他脏器损伤、肠系膜动脉或静脉栓塞或血栓形成、门静脉高压伴空、回肠静脉曲张破裂，腹腔内淋巴瘤、脾原发性淋巴瘤、胃癌与结肠癌浆膜受累、慢性肾炎、尿毒症。

④盆腔内病变：宫外孕、黄体破裂、子宫内膜异位、卵巢癌或卵巢黏液囊性癌。

3. 区域和区域外淋巴结转移　淋巴结肿大可见于多种疾病，尤其是细菌、病毒感染及肿瘤等，发现任何部位的淋巴结肿大均不能忽视，应该认真对待。

（1）恶性淋巴瘤：

①无明确原因的进行性淋巴结肿大，尤其是在颈部、腋下或腹股沟等部位的淋巴结，常是无痛性的、成串的淋巴结肿大。

②不明原因的长期低热或周期性发热也应考虑恶性淋巴瘤的可能性，特别是伴有皮痒、多汗、消瘦，以及发现浅表淋巴结肿大。

③淋巴结肿大和发热经抗感染治疗后有所好转，但经常会反复，总体趋势为进展性。

④"淋巴结结核"经正规疗程的抗结核治疗，"慢性淋巴结炎"经一般抗炎治疗无效的。

（2）慢性白血病：

①症状：早期可有倦怠乏力，逐渐出现头晕、心悸气短、消瘦、低热、盗汗、皮肤紫癜、瘙痒、骨骼痛，常易感染，约 10% 病人可并发自身免疫性溶血性贫血。

②体征：A. 淋巴结肿大，以颈部淋巴结肿大最常见，其次是腋窝、腹股沟和滑车淋巴结肿大，一般呈中等硬度，表面光滑，无压痛，表皮无红肿，无粘连。如纵隔淋巴结肿大，压迫支气管引起咳嗽，声音嘶哑或呼吸困难。CT 扫描可发现腹膜后、肠系膜淋巴结肿大。B. 肝脾肿大：肝脏轻度肿大，脾肿大约占 72%，一般在肋下 3 ~ 4cm，个别患者可平脐，肿大程度不及慢性粒细胞白血病明显。C. 皮肤损害：可出现皮肤增厚，结节，以至于全身性红皮病等。

（3）颈部转移癌：

①颈部淋巴结肿大以感染或肿瘤转移多见。

②口腔、咽部的感染常常引起颌下淋巴结肿大和疼痛，时大时小，淋巴结肿大不明显，但疼痛、压痛明显。淋巴结核多发生于颌下、胸锁乳突肌后前缘及锁骨上，病人多数有乏力、低热、盗汗、消瘦等结核病的中毒症状。

③一般不与周围组织粘连，推之可自由滑动，压之不痛，后期可以形成寒性脓肿、瘘管和溃疡。检查发现淋巴结与周围组织粘连。

第二节　临床检查方法

恶性肿瘤的诊断目的是早期发现、早期治疗。早期胃癌腹部检查无阳性体征，故查体对早期诊断没有帮助。随着检测手段的进步，越来越多的早期诊断方法引入临床，但临床检查仍然是最普遍和有效的检查方法，而且确诊仍需明确病灶获得病理诊断。所以做为初诊医师，特别是高发地区的一线基层医师，应提高警惕，仔细捕捉每一个细节，对于可以确诊的病例作出进一步处置，对于不能确诊的高危患者密切随访。

一、问诊和体检

胃癌问诊的内容主要包括流行病学资料，例如患者年龄、性别、籍贯等，对于可疑症状的患者，应进一步检查或会诊。

胃癌的问诊要点包括：①上腹部主要症状及时间，多以近期出现上腹不适、疼痛及饱胀为主要症状，或既往有慢性胃炎或溃疡病史者，上腹不适及疼痛的规律有所改变。②是否有近期明显食欲不振史，有无明显消瘦及乏力。③有无呕血及黑便史。④患病后就医，服药效果较差。⑤是否来自胃癌高发区，有无胃癌家族史。

体格检查中除了全身一般性体检外，专科检查应包括：

（一）全身查体

1. 贫血貌　若观察到患者眼睑、口唇及指甲苍白，甚至皮肤蜡黄等，考虑存在贫血。由于胃肿瘤瘤体较大时可能合并破溃出血，因此，对于严重贫血患者，除了围手术期提高血红蛋白含量以及术前增加备血外，更要注意加强术前的抑酸治疗，防止肿瘤在高酸环境腐蚀下突然破溃大出血，甚至引起休克和生命危险。

2. 黄疸　患者若出现皮肤、巩膜均匀黄染，甚至皮肤瘙痒，基本可判定为黄疸。胃癌患者出现黄疸，提示肿瘤为较晚期，大部分是因为肿块压迫胆管或侵犯胆管引发胆管阻塞所致，或者肝门转移淋巴结肿大压迫胆管所致。

3. 淋巴结　对考虑胃癌的患者而言，左锁骨上淋巴结是比较有特征性的一个查体部位。分期较晚的食管癌和胃癌，其癌细胞均可经胸导管上行后，再经左颈干逆流至左锁骨上淋巴结。胃癌患者查体触及左锁骨上淋巴结肿大。若排除炎性肿大，很可能意味着肿瘤已经进入晚期。

（二）腹部查体

患者仰卧位，注意腹部暴露，嘱患者双腿屈曲，使腹部放松。

1. 视诊

（1）舟状腹：一般属于慢性消耗，如严重营养不良甚至恶病质，推断患者可能肿瘤分期较晚，甚至已经失去手术时机。

（2）腹部膨隆：见于腹腔积液、腹内积气或腹腔内巨大肿瘤，但需注意和腹部肥胖相鉴别。

（3）手术瘢痕：根据手术瘢痕追问患者腹腔手术史，这对于拟行腹部手术患者来说极其重要，涉及整体手术难度的预判及手术策略（包括手术入路）的决策。

（4）凹陷性水肿：除了鉴别心源性水肿、肾源性水肿、肝源性水肿和营养不良性水肿及其病因治疗外，术前一定要做好白蛋白的补充，维持胶体渗透压。否则组织水肿不但会增加术中手术难度，也会导致术后组织愈合能力低下，增加并发症的发生。

胃癌患者肿瘤相关的营养不良性水肿，常合并有消瘦、皮下脂肪减少、组织松弛、体重减轻等表现。皮下脂肪减少、组织松弛导致组织压降低，加重了水肿液的潴留。

（5）胃肠型和蠕动波：多见于胃肠道梗阻。胃肠道发生梗阻时，梗阻近端扩张，呈现出轮廓。对于胃肿瘤患者来说，胃肠型和蠕动波可能是胃下部肿瘤较大时出现的幽门梗阻，也可能是胃肿瘤转移至肠道引起的粘连梗阻。

（6）玛利约瑟夫结节（Sister Mary Joseph nodule）：玛利约瑟夫结节是指恶性肿瘤转移到肚脐上形成的凸起、可触碰的结节。最常见的原发来源是盆腹腔内的腺癌，主要包括胃、卵巢、结肠和胰腺等，也有来源于其他部位的报道，包括淋巴瘤和前列腺癌。患者肚脐凸起后的颜色可从紫红色变为红褐色，严重者甚至可看到血管结构，偶尔可见到皮肤溃疡、渗血或脓性分泌物。男性

159

胃癌患者玛利约瑟夫结节通常可能为胃腺癌原发来源的转移灶，而且多数可能已经存在广泛腹腔转移（而女性多来源于卵巢癌）。

2.听诊　主要是肠鸣音：听诊器放置右下腹腹壁上，注意听诊时间不少于1分钟。

注意鉴别肠鸣音活跃（包括肠鸣音亢进）、肠鸣音减弱和肠鸣音消失，需要排除是否合并机械性肠梗阻（肠鸣音亢进）、电解质紊乱（肠鸣音减弱）、腹膜炎或麻痹性肠梗阻（肠鸣音减弱或消失）等围术期需处理的情况。

3.叩诊　主要是移动性浊音：临床学生必考项目。阳性时提示腹腔内游离腹水量大于1000 ml，肿瘤可能已经出现腹腔转移，甚至失去手术机会。

4.触诊　先浅触诊（使腹壁压陷约1 cm）再深触诊（使腹壁压陷至少2 cm）。

浅触诊主要检查腹肌紧张度、表浅的压痛、肿块、波动和腹壁上的肿物；深触诊主要用于了解腹腔内脏器情况，检查压痛、反跳痛和腹腔内肿物。

（1）腹部查体：若触及上腹部质硬、固定的包块，可能提示胃肿瘤瘤体较大，甚至侵犯腹壁，难以切除。除了上述的抑酸治疗防止肿瘤破溃出血外，治疗策略上可考虑先行化疗，若化疗反应良好、肿瘤明显缩小，再考虑尝试手术切除。

（2）腹壁柔韧感：腹膜的慢性炎症刺激及腹膜增厚，触诊时腹壁有特殊的揉面团样感觉。对于胃癌患者，需要考虑是否存在腹膜转移的可能。胃癌腹膜转移的影像学检查发现率并不高，查体时相关体征应该引起高度重视，这涉及对患者整个治疗策略的不同走向。

（3）振水音：振水音阳性常常提示胃扩张或幽门梗阻。对于胃窦癌，可能是肿瘤瘤体较大形成幽门梗阻或者侵犯十二指肠、或合并十二指肠溃疡形成十二指肠瘢痕梗阻。

三种情况均需要术前先进行洗胃，避免胃壁炎症水肿较重导致术中吻合困难、术后消化道重建并发症风险增加。

若合并十二指肠侵犯或者溃疡瘢痕梗阻的情况，还涉及手术方式和手术难度的预判。术前谈话需要特别向患者家属说明手术难度，术后并发症如十二指肠残端瘘等风险明显升高的情况。

（4）液波震颤：液波震颤提示腹水量达到 3000 ml 以上。对于胃癌患者来说，若为肿瘤引起的癌性腹水，一般说明癌细胞已经沿腹膜广泛播散了，需要按照晚期胃癌治疗策略进行评估。

4.特殊检查　直肠指诊：直肠指诊并非肛肠疾病的特有检查，考虑胃癌患者也必做此检查（图 8-2-1）。

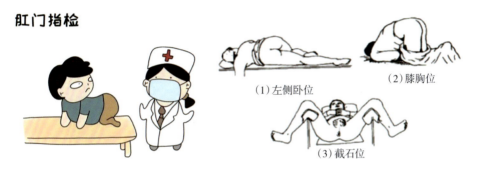

图 8-2-1　直肠指检

若膀胱陷凹或直肠子宫陷凹触及结节，应考虑胃癌的种植转移；若触及波动感，则可能为盆腔积液，需要考虑胃癌腹腔、盆腔广泛转移的可能性。

二、相关检查

（一）内镜检查（胃镜）

目前胃镜已成为诊断上消化道疾病最重要的工具（图 8-2-2）。临床上所使用的内镜主要有纤维内镜、电子内镜、超声内镜三种。胃癌的内镜及超声内镜主要观察病变的基本形态：隆起、糜烂、凹陷或溃疡；表面色泽加深或变浅；黏膜面粗糙不光滑；有蒂或亚蒂；污苔附丽与否；病变边界是否清楚及周围黏膜皱襞性状态情况。通过和正常黏膜对比的方法来区分辨别病灶。胃镜检查特别适用于：①怀疑胃部良性或恶性肿瘤者；②短期内动态观察胃的溃疡性病变，以鉴别良性或恶性；③锁骨区淋巴结转移癌找原发灶。胃镜能够直接观察胃黏膜变化，对病变组织进行活检取材，可以估计癌的大小。小于1cm称小胃癌，小于0.5cm称微小胃癌。对胃的癌前病变如胃息肉、胃溃疡、慢性萎缩性胃炎，尤其是伴肠上皮中重度化生或不典型增生者活检确诊后予以积极治疗，确保胃癌的早期发现、早期治疗。

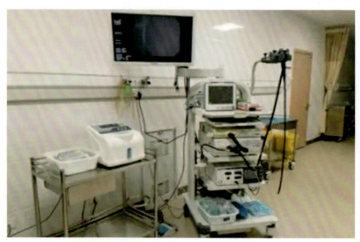

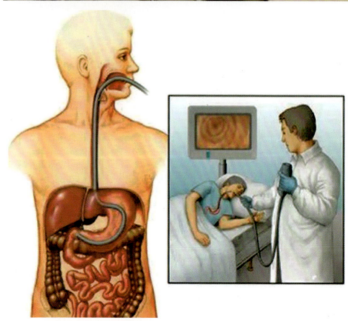

图 8-2-2   胃镜检查

（二）X 线钡餐检查

钡剂造影是胃肠道肿瘤检查的首选和主要方法（图 8-2-3），对胃肠道肿瘤的诊断有重要意义。对于老年人、儿童、脊柱严重畸形者，有心血管病并发症者，以及恐胃镜者，胃肠道钡餐 X 线检查应是除胃镜外的首选。但也有些病变是 X 线检查难以发现的，例如早期胃癌等。因此，X 线诊断必须密切结合临床，对可疑病灶反复检查，严密随访，X 线检查阴性不能排除病变的存在。钡剂造影推进了"胃肠动力学"的发展，胃肠动力学是研究胃肠道的运动功能，以及在钡剂造影中所发生的系列变化。它是发挥气钡双重对比造影优势的关键所在，尤其是对早期肿瘤的检出，具有重要的诊断价值。

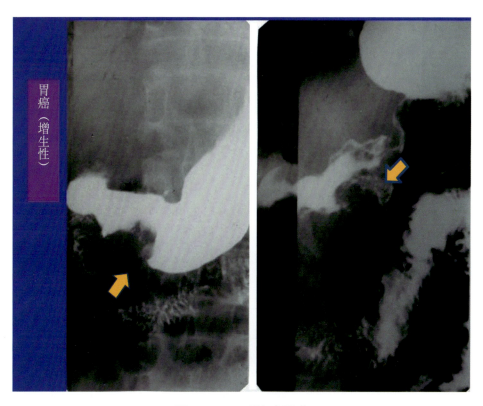

胃癌（增生性）

图 8-2-3　X 线钡餐检查

（三）B型超声检查

1. **正常胃壁结构破坏**　癌肿沿胃壁浸润生长，常侵犯胃壁各层，使胃壁增厚，层次模糊不清，黏膜面粗糙、不光整。如①隆起型胃癌，肿瘤由胃壁间突入腔内，表面凹凸不平呈菜花样，图像酷似"戒指样"改变。②溃疡型胃癌，因病变区表面有污浊或出血点，故回声较强，而且癌瘤常达肌层形成大而浅的盘状溃疡，其边缘有一圈堤状隆起，中间凹陷，常见回声失落现象，酷似"火山口"或"弹坑样"图像改变。③浸润型胃癌，因癌肿浸润生长累及胃壁各层，使胃壁局限或弥漫型性增厚，界限不清。

2. **胃形态异常，胃动力学发生变化**　因上述原因肿瘤侵犯胃壁造成胃壁不规则增厚，致使胃腔狭窄变形。而且因癌肿生长，胃壁僵硬，蠕动减低或消失导致胃排空缓慢，胃液潴留。

3. **胃癌的转移表现**　胃癌转移分为直接扩散，血行、淋巴及种植转移。直接蔓延主要因肿瘤侵犯到浆膜层，常常波及邻近脏器。而且胃癌蔓延也有一定规律，如贲门癌向食管下段蔓延或直接侵犯邻近脏器如肝脏、大网膜、横结肠、胰腺及腹壁等；幽门部癌一般向十二指肠扩散。这些被侵犯的组织图像表现为：胃与周围脏器原清楚的界线被破坏，形成边界模糊不清或受累呈"假肾形"改变。若胃癌沿淋巴管转移，常在肝门或腹主动脉周围见到圆形或类圆形肿大的淋巴结，为低回声、结节或肿块。所以胃及腹主动脉周围淋巴结肿大和典型的肝转移征象是超声提示胃恶性肿瘤的重要依据，同时有利于对肿瘤分期的判断，是胃镜和X线钡餐检查不可缺少的补充。

（四）CT检查

胃癌的CT征象（图8-2-4）：早期胃癌常规CT难以显示，主要依靠气钡双重对比造影及纤维内镜检查。最近Minami报告，采用动态CT可显示胃壁的多层结构和黏膜层破坏，从而诊断早期胃癌。进展期胃癌表现为：①胃壁增厚，但胃壁增厚并非胃癌特有表现，需与胃淋巴瘤、慢性肥厚性胃炎等相鉴别诊断。②胃腔内肿块，其形态不规则，表面不光滑，可伴有深浅不一的溃疡。③肿瘤向外浸润时表现为胃周围脂肪层变薄，并累及肝、胰腺等邻近器官。④胃大弯、小弯、腹主动脉旁等区域淋巴结肿大。⑤其他检查技术如钡餐和内镜未发现明确病变或仅为可疑，应用 CT 作进一步检查。但 CT 只能作为诊断胃癌的一种补充手段，不能够取代常规的钡餐和内镜检查技术。

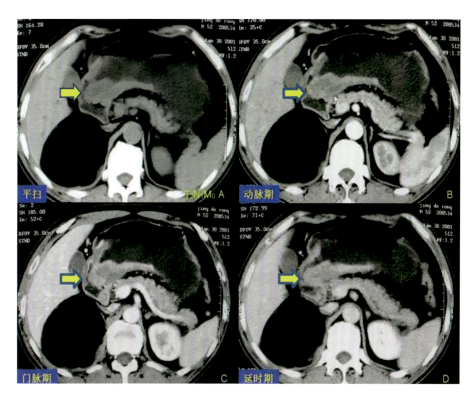

图 8-2-4　胃癌的 CT 征象

（五）磁共振成像 MRI 检查

MRI 对胃肠道肿瘤的诊断价值：①用造影钡剂充盈胃肠腔，直接显示器官的冠状面、矢状面、横断面和任意斜面的图像。②对胃、食管和直肠区的实性或囊性肿块作诊断和鉴别诊断。③显示胃、直肠恶性肿瘤的浸润深度，周围器官侵犯及区域淋巴结转移，对肿瘤的术前分期有重要意义。④与 CT 相比，它所产生的伪影较少，但空间分辨率差，成像时间长。

（六）脱落细胞学检查

纤维胃镜的应用使一些不易取材的部位能准确地采集标本，有效地提高胃癌诊断率。特别是近几年来纤维胃镜及胃脱落细胞学检查技术的改进，进一步大幅度地提高了胃癌的早期诊断率。目前细胞学检查已常用于癌的普通检查，对胃癌的防治具有重要意义。

近年来，不少学者努力尝试将各种新兴的技术应用到脱落细胞学上，如应用透射或扫描电镜，免疫组织化学，单克隆抗体等方法观察脱落细胞，为胃癌的细胞学诊断开辟了广阔的前景。癌症患者早期常无临床症状或症状很轻，甚至经过各种仪器检查亦难作出诊断。但是癌细胞代谢和繁殖比正常细胞快，且癌细胞之间的黏集力较正常细胞低 10 倍，故即使在早期胃癌瘤还很小，仍可有较多的癌细胞从黏膜表面脱落。应用细胞学检测方法，可以检出癌细胞，因而可有效地防止癌症对人类的危害。

（七）大便隐血试验

胃癌患者大便隐血试验多呈持续性阳性。

（八）实验室检查

胃液分析：胃酸常缺乏或减少，胃液呈咖啡渣样，乳酸含量增加。癌胚抗原（CEA）检测：胃液中 CEA 明显增高，超过 100ng/ml 有诊断意义。

第三节　鉴别诊断

胃癌是我国最常见的恶性肿瘤之一，居消化系统恶性肿瘤的首位。胃癌早期多无症状或症状隐匿不易察觉。随着病情进展，胃功能及全身状况发生改变才出现较明显的症状，但常与胃炎、胃溃疡及其他胃肠疾病症状相似，容易混淆。现将应与胃癌相鉴别的胃部疾病一一列举。

1. 浅表性胃炎　通常胃脘部疼痛，常伴有食欲不振或胀满，恶心呕吐，吞酸嘈杂；发病多与情志、饮食不节、劳累及受寒等因素有关；常反复发作，不伴极度消瘦、神疲乏力等恶病质征象。做胃镜或钡餐检查很容易与胃癌相区分。

2. 功能性消化不良　饭后上腹饱满、嗳气、反酸、恶心、食欲不振，症状为主症，借助上消化道 X 线、纤维胃镜等检查可以明确诊断。

3.胃、肠脉络受损　出现血液随大便而下，或大便呈柏油样为主要临床表现的病证，可由多种胃肠道病引起。胃癌的便血常伴胃脘部饱胀或疼痛、纳呆、消瘦、脘部积块等主症，大便稍黑或紫黑，甚至可呈柏油样，并且多持续发生。应用一般止血药效果不理想，即使暂时止住，不久即可反复，重者可伴有吐血。可以做消化道X线检查、胃液分析、纤维胃镜等明确诊断。胃巨大皱襞症：与浸润型胃癌均好发于胃上部大小弯处。良性巨大皱襞X线检查可见胃黏膜呈环状或迂曲改变，胃腔有良好的扩张性，而浸润型胃癌黏膜多为直线形增粗，胃腔常变形狭窄。另外，巨大皱襞症常伴有低蛋白血症，而浸润型胃癌可见恶液质。

4.胃溃疡　由于胃癌早期没有特殊症状，常容易和胃溃疡或慢性胃炎相混淆，应加以鉴别。特别是青年人易被漏诊、误诊。一般通过X线钡餐可区分，进一步做胃镜活检可明确诊断。

5.胃息肉　又称胃腺瘤。常来源于胃黏膜上皮的良性肿瘤，以中老年多见。较小的腺瘤可无任何症状，较大者可见上腹部饱胀不适，或隐痛、恶心呕吐，有时可见黑粪。胃腺瘤需与隆起型早期胃癌相鉴别。需进一步经胃镜活检予以确诊。

6.胃平滑肌瘤及肉瘤　胃平滑肌瘤好发于中年以上病人。临床无特征性症状，常见上腹饱胀隐痛等。约有2%恶变成平滑肌肉瘤。胃镜检查可区别上述两种病变与胃癌。

7.肥厚性胃窦炎　多由幽门螺杆菌感染感染而引起。本病可引起胃窦狭窄，蠕动消失，但黏膜正常多有环形皱襞，胃壁仍保持一定伸展性。浸润型胃癌黏膜平坦或呈颗粒变形，尤其是胃壁僵硬，低张造影亦不扩张，两者区别不难。

8.慢性胆囊炎和胆石症　疼痛多与吃油腻东西有关系。疼痛位于右上腹并放射到背部，伴发热、黄疸的典型病例与胃癌不难鉴别，对症状不典型的应进行B超或内镜下逆行胆道造影检查。

9.原发性恶性淋巴瘤　占胃恶性肿瘤的0.5%~8%，多见于青壮年。临床表现除上腹部饱胀、疼痛、恶心等非特异消化道症状外，还可见贫血、乏力、消瘦等，有 30%~50% 病人可见持续高热或间歇热。胃镜下组织活检将有助于诊断。

10. 慢性浅表性胃炎　即慢性非萎缩性胃炎，是一种由多种病因引起的胃黏膜慢性炎症。与萎缩性胃炎不同，浅表性胃炎并不伴有胃黏膜的萎缩性改变，黏膜层以浆细胞及淋巴细胞等慢性炎症细胞为主。慢性浅表性胃炎的临床表现缺乏特异性，诊断主要靠胃镜及镜下病理活检。

11. 功能性营养不良　由胃和十二指肠功能紊乱引起的症状，无器质性疾病的一组临床综合征，是临床最常见的一种功能性胃肠病。主要表现为：餐后饱胀、早饱感、食欲不振、嗳气、恶心等，常与进食有关。不少患者还伴有失眠、焦虑、抑郁、头痛、注意力不集中等精神症状。实验室检查、胃镜检查有助于诊断及鉴别诊断。

（李其云　闫康鹏）

参考文献

[1] Malfertheiner P, Megraud F, Rokkas T, et al. Management of Helicobacter pylori infection: the Maastricht VI/Florence consensus report[J/OL]. Gut, 2022, DOI: 10.1136/gutjnl-2022-327745.

[2] 孔凡扬，李兆申．胰腺疾病的研究进展 [J]．中华胰腺病杂志，2021, 21(1):6-15.

[3] 唐伟，王毅，熊坤林．肠系膜器官：解剖学概念及相关疾病研究进展 [J]．川北医学院学报,2021,36(9):1154-1157.

[4] 张振湘．淋巴外科学 [M]．第 2 版．北京：人民卫生出版社，1998: 86-88.

[5] 仝巧云．食管 - 贲门黏膜撕裂综合征 [J]．医学新知杂志,2017,27(6):557-559.

[6] 陈小伍，戎祯祥，冯家宁．上消化道 Dieulafoy 病的诊断与治疗 (附 14 例报告)[J]．中国胃肠外科杂志,1999,2(1):33-34.

[7] 中华医学会消化内镜学分会，中国抗癌协会肿瘤内镜学专业委员会中国早期胃癌筛查及内镜诊治共识意见 (2014 年 4 月·长沙)[J]．中华消化杂志，2014，34(7):

433-447.

[8] 李克威. 螺旋 CT 与 MRI 在诊断原发性胃癌病灶中的临床对比研究 [J]. 现代消化及
     介入诊疗 ,2017,22(3):375-377.

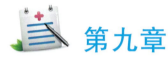

第九章

胃癌诊疗的临床路径

一、胃癌临床路径标准住院流程

（一）适用对象

第一诊断为胃癌（ICD-10：C16，D00.2）。

行胃局部切除术、胃癌根治术或扩大胃癌根治术，姑息切除术，短路或造口术（ICD-9-CM-3：43.4-43.9）。

（二）诊断依据

根据《临床诊疗指南 - 外科学分册》（中华医学会编著，人民卫生出版社），《临床诊疗指南 - 肿瘤分册》（中华医学会编著，人民卫生出版社）。

1. 临床表现：上腹不适、隐痛、贫血等。

2. 大便隐血试验多呈持续阳性。

3. 胃镜检查明确肿瘤情况，取活组织检查作出病理学诊断。

4. 影像学检查提示并了解有无淋巴结及脏器转移；钡餐检查了解肿瘤大小、形态和病变范围。

5. 根据上述检查结果进行临床分期。

（三）治疗方案的选择

根据《临床诊疗指南 - 外科学分册》《临床诊疗指南 - 肿瘤分册》《NCCN

胃癌临床实践指南（中文版）》（2021年）。

1. 胃局部切除术或胃大部切除术：早期胃癌。

2. 根治手术（胃癌根治术 D2 或扩大胃癌根治术）：进展期胃癌，无远处转移，肿瘤条件允许或联合脏器切除可以根治的胃癌患者。

3. 姑息手术（胃癌姑息切除术、胃空肠吻合术或胃造口术）：有远处转移或肿瘤条件不允许，但合并梗阻、出血的胃癌患者。

（四）标准住院日

12~14天。

（五）进入路径标准

1. 第一诊断必须符合 ICD-10：C16，D00.2 胃癌疾病编码。

2. 术前评估肿瘤切除困难者可先行新辅助化疗后再次评估，符合手术条件者可以进入路径。

3. 当患者同时具有其他疾病诊断，但在住院期间不需要特殊处理也不影响第一诊断的临床路径流程实施时，可以进入路径。

（六）术前准备（术前评估）

2~4天。

1. 所必需的检查项目

（1）血常规、尿常规、大便常规＋隐血。

（2）肝肾功能、电解质、血糖、血脂、凝血功能、消化道肿瘤标志物、感染性疾病筛查（乙肝、丙肝、艾滋病、梅毒等）。

（3）胃镜、钡餐造影、腹部及盆腔超声、腹部及盆腔 CT。

（4）胸片、心电图。

（5）病理学活组织检查与诊断。

2. 根据患者病情选择

（1）血型、交叉配血。

（2）超声心动图、肺功能、PET-CT、超声内镜检查等。

（七）预防性抗菌药物选择与使用时机

抗菌药物使用：按照《抗菌药物临床应用指导原则》〔卫医发（2004）285

号〕执行，并结合患者的病情决定抗菌药物的选择与使用时间。

（八）手术日

为入院第 5~7 天。

1. 麻醉方式　连续硬膜外麻醉或全麻。

2. 手术耗材　吻合器和闭合器（肠道重建用）。

3. 术中用药　麻醉常规用药、术后镇痛泵的应用。

4. 术中病理　冰冻（必要时）。

5. 输血　视术中情况而定。

（九）术后住院恢复

8~10 天。

1. 术后病理　病理学检查与诊断包括：（1）切片诊断（分类分型、分期、切缘、脉管侵犯、淋巴结情况）；（2）免疫组化；（3）分子生物学指标。

2. 必须复查的检查项目　血常规、肝肾功能、电解质、血糖，消化道肿瘤标志物。

3. 术后用药　按照《抗菌药物临床应用指导原则》〔卫医发（2004）285 号〕执行，并结合患者的病情决定抗菌药物的选择与使用时间。

（十）出院标准

1. 伤口愈合好：引流管拔除，伤口无感染、无皮下积液。

2. 患者恢复经口进食，可以满足日常能量和营养素供给。

3. 没有需要住院处理的并发症。

（十一）变异及原因分析

1. 围手术期的合并症和（或）并发症，需要进行相关的诊断和治疗，导致住院时间延长、费用增加。

2. 早期胃癌可行腹腔镜下或内镜下切除。

3. 胃癌根治术中，胃的切除范围根据肿瘤部位、大小、浸润程度等决定，可分为远端胃次全切除、近端胃次全切除、全胃切除术、联合脏器切除术。

胃癌诊治流程见图 9-1。

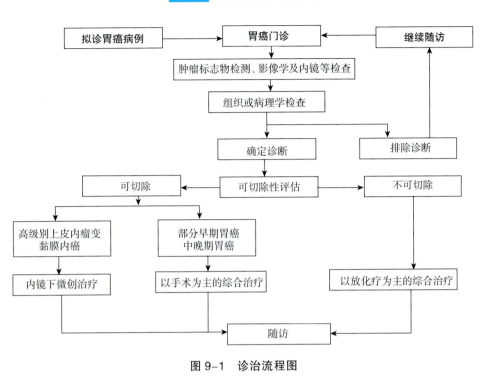

图 9-1　诊治流程图

（吴　昆）

参考文献

[1] 中华医学会肿瘤学分会, 中华医学会杂志社. 中华医学会胃癌临床诊疗指南 (2021
版)[J]. 中华医学杂志 , 2022, 102(16): 1169–1189.

[2] 胃癌诊疗规范 (2018 年版)[J]. 肿瘤综合治疗电子杂志 , 2019, 5(01): 55–82.

[3] 蔡辉 , 马云涛 , 卢婷婷 , 等 . 中国机器人胃癌手术指南 [J]. 中华普通外科杂志 , 2021,
36(08): 635–640.

[4] 胡祥 . 第 6 版日本《胃癌治疗指南》拔萃 [J]. 中国实用外科杂志 , 2021, 41(10):
1130–1141.

[5] Japanese Gastric Cancer Association. Japanese gastric cancer treatment guidelines
2018 (5th edition)[J]. Gastric Cancer, 2021, 24(1): 1–21.

[6] Ajani JA, D'Amico TA, Bentrem DJ, et al. Gastric Cancer, Version 2.2022, NCCN

Clinical Practice Guidelines in Oncology[J]. J Natl Compr Cancer Netw, 2022, 20(2): 167–192.

[7] Wang FH, Zhang XT, Li YF, et al. The Chinese Society of Clinical Oncology (CSCO): Clinical guidelines for the diagnosis and treatment of gastric cancer, 2021[J]. Cancer Commun (Lond), 2021, 41(8): 747–795.

[8] Ono H, Yao K, Fujishiro M, et al. Guidelines for endoscopic submucosal dissection and endoscopic mucosal resection for early gastric cancer (second edition)[J]. Dig Endosc, 2021, 33(1): 4–20.

[9] Joshi SS, Badgwell BD. Current treatment and recent progress in gastric cancer[J]. CA Cancer J Clin, 2021, 71(3): 264–279.

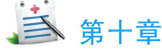

胃癌的临床分期

　　目前，癌症分期国际上普遍接受的是 TNM 分期。TNM 分期自 1966 年首次公布以来，经多次修订，2016 年 UICC 制定出第 8 版 TNM 分期。"T"指原发肿瘤的浸润深度。"N"指区域淋巴结转移。对于胃癌，N0 为无区域性淋巴结转移，但解剖区域淋巴结不能少于 15 枚；N1 为 1~6 枚区域淋巴结转移，N2 为 7~15 枚区域淋巴结转移；N3 为 15 枚以上区域淋巴结转移。对于结直肠癌，N0 为无区域淋巴结转移；N1 为 1~3 枚区域性淋巴结转移，N2 为 4 枚或以上区域性淋巴结转移。"M"代表远处转移，M0 为无远处转移，M1 为有远处转移。TNM 分期有 4 个时相性分类：①临床分期（cTNM 或 TNM）是对疾病在进行定性治疗之前的评估，以体检、影像学检查、内镜、活检、外科探查等资料为根据。②病理分期（pTNM）是综合外科手术和病理学检查进行评定，pTNM 对设计综合治疗方案极具价值。③再治疗分期（rTNM）是在无病间期后，对复发病进行分期。④尸解分期（aTNM）是基于尸体解剖后检查的分期。

　　胃癌的另一权威性分期系统是日本胃癌协会（JGCA）的胃癌规约。首次制定于 1962 年，1993 年修订为日文第 12 版（英文第 1 版），1999 年修订为日文第 13 版（英文第 2 版），2010 年修订为日文第 14 版（英文第 3 版）。

　　多年来，我国一般沿用全国胃癌协作组第一次会议制订的分期法。此法基本参照 UICC 的原 TNM 分期法，同时吸取了日本胃癌研究会有关淋巴结分组、分站的概念。现将各种分期详细介绍如下。

第一节　国际分期法的演变

一、胃癌国际分期法概述

胃癌国际分期法是由国际抗癌联盟（Union Internationale Contre le Cancer/Union for International Cancer Control，UICC）主持制定和修订的。该分类法在不断更新过程中逐渐与美国肿瘤联合会（American Joint Committee on Cancer，AJCC）和日本肿瘤协会（Japanese Cancer Committee，JCC）的分期相融合，对判断胃癌病程、选择合理的治疗方案、判断疗效和预后均有十分重要的作用，成为全世界进行交流的国际学术语言。

胃癌国际分期法是 UICC 恶性肿瘤 TNM 分期的重要组成部分，该分期法在 20 世纪 40 年代由 Pierre Denoix 在法国的 Gustave-Roussy 研究所首先发布，主张通过原发肿瘤情况（T）、淋巴结转移情况（N）和远处转移情况（M）来描述肿瘤进展程度，预测患者预后，称之为 TNM 分期。UICC 随后又成立了恶性肿瘤临床分期委员会，致力于更好地进行 TNM 分期的研究。1966 年，UICC 首次制定出比较系统的胃癌 TNM 分期方法，主要是根据临床特点、X 线表现和内镜情况进行分期，并未参考手术所见资料和病理检查结果。1968 年 UICC 采纳了日本胃癌研究会的意见，修改了分期的部分内容，分别在 1968 年和 1974 年颁布了第 1 版和第 2 版的 TNM 分期法。为了统一分期，1975 年 UICC、AJCC 和 JCC 组织在夏威夷召开联席会议，但最终未能达成共识，分歧的焦点是 JCC 的代表坚持临床分期的重要性，而 AJCC 方面认为手术发现情况和病理检查结果更为重要。在各方争论未取得共识的情况下，UICC 于 1982 年颁布了第 3 版 TNM 分期。1984 年 12 月在夏威夷再次召开旨在统一胃癌分期的专题讨论会议，分别统计分析了日本 JRSGC 登记的 15 589 个病例和美国肿瘤研究院的监控流行病学和最终结果委员会（The Surveillance, Epidemiology, and End Results，SEER）调查收集的 4785 个病例资料，认为临床与病理结果对分期同样重要,统计学资料为新分期方法提供了可靠的数据,经过讨论和协商制订了新的胃癌 TNM 分期。1997 年 UICC 和 AJCC 联合颁布新的胃癌 TNM 分期法(UICC 第 5 版),该版本分期开始为大多数国家接受,基本成为胃癌交流的国际学术语言,但 JCC 仍独立颁布日本胃癌 TNM 分期方法,直至 2010 年,UICC/AJCC 的第 7 版 TNM 分期才和 JCC 分期真正的统一,成为被全世界认可的胃癌分期方法。

二、第 5 版 UICC 国际胃癌分期

(一)TNM 分期标准

见表 10-1-1,表 10-1-2。

表 10-1-1　1997 年第 5 版 UICC 胃癌 TNM 分期定义

原发肿瘤(T)	区域淋巴结(T)	远处转移(M)
Tx:原发肿瘤无法评估	Nx:无法评估区域淋巴结转移	Mx:无法评估远处转移
T0:无原发肿瘤证据	N0:无区域淋巴结转移	M0:无远处转移
Tis:原位癌。上皮内肿瘤,未累及黏膜固有层	N1:1~6 枚区域淋巴结转移	M1:有远处转移
T1:肿瘤侵及黏膜或黏膜下层	N2:7~15 枚区域淋巴结转移	
T2:肿瘤侵及肌层或浆膜下层		
T3:肿瘤穿透浆膜层(脏腹膜),未侵及邻近结构	N3:15 枚以上淋巴结转移	
T4:肿瘤侵及邻近结构		

表 10-1-2　1997 年第 5 版胃癌 TNM 分期的划分

分期		M0				M1
		N0	N1	N2	N3	
M0						
	T1	Ⅰa	Ⅰb	Ⅱ		
	T2	Ⅰb	Ⅱ	Ⅲa		
	T3	Ⅱ	Ⅲa	Ⅲb		
	T4	Ⅲa				
M1						Ⅳ

（二）第 5 版分期的特点

此版的主要特点是将胃癌区域淋巴结转移的枚数作为淋巴结分级的标准，并确认区域淋巴结包括胃大、小弯旁淋巴结，胃左动脉旁淋巴结，肝总动脉旁淋巴结，脾动脉旁淋巴结，腹腔动脉旁淋巴结和肝十二指肠韧带旁淋巴结，其他腹腔内淋巴如胰后淋巴结、肠系膜淋巴结、腹主动脉旁淋巴结侵犯均为远处转移（M1），区域性淋巴结标本的病理检查所采集的淋巴结数目不得少于15 枚。在分期标准中，将肝十二指肠韧带淋巴结列入区域性淋巴结，不再是远处转移。将 T4N1M0 不再归入Ⅲ b 期而将其列为Ⅵ期，将转移淋巴结＞15 枚即 N3 者一律归入Ⅵ期。

三、第 6 版 UICC 国际胃癌 TNM 分期

（一）TNM 分期标准

见表 10-1-3，表 10-1-4。

表 10-1-3　2002 年第 6 版 UICC 胃癌 TNM 分期定义

原发肿瘤（T）	区域淋巴结（T）	远处转移（M）
Tx：原发肿瘤无法评估	Nx：无法评估区域淋巴结转移	Mx：无法评估远处转移
T0：无原发肿瘤证据	N0：无区域淋巴结转移	M0：无远处转移
Tis：原位癌。上皮内肿瘤，未累及黏膜固有层	N1：1 ~ 6 枚区域淋巴结转移	M1：有远处转移
T1：肿瘤侵及黏膜或黏膜下层	N2：7 ~ 15 枚区域淋巴结转移	
T2：肿瘤侵及肌层或浆膜下层		
T2a：肿瘤侵及肌层	N3：15 枚以上淋巴结转移	
T2b：肿瘤侵及浆膜下层		
T3：肿瘤穿透浆膜层（脏腹膜），未侵及邻近结构		
T4：肿瘤侵及邻近结构		

表 10-1-4　2002 年第 6 版胃癌 TNM 分期的划分

分期		M0				M1
		N0	N1	N2	N3	
M0	T1	Ⅰa	Ⅰb	Ⅱ		
	T2a/b	Ⅰb	Ⅱ	Ⅲa		
	T3	Ⅱ	Ⅲa	Ⅲb		
	T4	Ⅲa				
M1						Ⅳ

（二）第 6 版分期的更新与特点

与 UICC 第 5 版胃癌分期比较，第 6 版分期并无太多变动，仅在 T 分类标准上将 T2 的原发肿瘤分为两个亚组，称为 T2a 和 T2b，分别代表肿瘤侵及肌层和侵及浆膜下层，但在分期标准中 T2a 和 T2b 融合，并没产生分期的差异。

四、第 7 版 UICC 国际胃癌 TNM 分期

（一）TNM 分期标准

见表 10-1-5，表 10-1-6。

（二）第 7 版分期的更新与特点

179

第 7 版 UICC 胃癌分期是 2010 年在全球推荐使用的最新 TNM 分期方法，基于最新的循证医学证据，在胃癌 T、N、M 分类标准和 TNM 分期标准上有所变动。随后在出版的第 14 版日本《胃癌处理规约》中，全面接受了第 7 版 UICC 胃癌的 TNM 分期，不再使用日本自身的胃癌 TNM 分期办法，使胃癌分期真正开始使用全世界统一的标准，为胃癌临床经验和科研成果的总结和交流提供一致的学术标准平台。在第 7 版胃癌分期中，T、N、M 分类标准和分期划分标准出现了很多重要的变化：第一，以往所说的贲门癌或胃食管交界部癌的 TNM 分期要参照食管癌的分期。第二，原发肿瘤 T 分类标准与食管和肠道的 T 分类标准趋于一致，将以往的 T1 肿瘤进一步细分为 T1a 和 T1b，T2 仅被定义为代表原发肿瘤侵犯固有层，侵犯浆膜下层被定义为 T3，T4 包括侵犯浆膜（T4a）和邻近结构（T4b）两个亚组，并且这两个亚组在分期中的地位

是绝对不同的。第三，该版分期提高了区域淋巴结转移数量的权重，将以往 N 分类中的 N1 分解，分别称为 N1、N2，将旧版 N2 归为 N3a、旧版 N3 归为 N3b。第四，该版本分期取消了 MX 分类。

表 10-1-5　2010 年第 7 版 UICC 胃癌 TNM 分期定义

原发肿瘤（T）	区域淋巴结（T）	远处转移（M）
Tx：原发肿瘤无法评估	Nx：无法评估区域淋巴结转移	M0：无远处转移
T0：无原发肿瘤证据	N0：无区域淋巴结转移	M1：有远处转移
Tis：原位癌。上皮内肿瘤，未累及黏膜固有层	N1：1 ~ 2 枚区域淋巴结转移	
T1：肿瘤侵及固有层、黏膜肌层或黏膜下层	N2：3 ~ 6 枚区域淋巴结转移 N3：7 枚以上淋巴结转移	
T1a：肿瘤侵及固有层或黏膜肌层	N3a：7 ~ 15 枚区域淋巴结转移	
T1b：肿瘤侵及黏膜下层	N3b：16 枚或更多区域淋巴结转移	
T2：肿瘤侵及肌层		
T3：肿瘤穿透浆膜下层结缔组织未侵及脏腹膜邻近结构		
T4：肿瘤侵及浆膜或邻近结构		
T4a：肿瘤侵及浆膜（脏腹膜）		
T4b：肿瘤侵及邻近结构		

表 10-1-6　2010 年第 7 版胃癌 TNM 分期的划分

分期		M0				M1
		N0	N1	N2	N3	
M0						
	T1a/b	Ⅰa	Ⅰb	Ⅱa	Ⅱb	
	T2	Ⅰb	Ⅱb	Ⅱb	Ⅲb	
	T3	Ⅱb	Ⅱb	Ⅲb	Ⅲb	
	T4a	Ⅱb	Ⅲa	Ⅲb	Ⅲc	
	T4b	Ⅲb	Ⅲb	Ⅲc	Ⅲc	
M1						Ⅳ

五、第 8 版 UICC 国际胃癌 TNM 分期

表 10-1-7　2016 年第 8 版胃癌病理学 TNM 分期（pTNM）

分期	M0					M1
	N0	N1	N2	N3a	N3b	
Tis	0					Ⅳ
T1	Ⅰ A	Ⅰ B	Ⅱ A	Ⅱ B	Ⅲ B	Ⅳ
T2	Ⅰ B	Ⅱ A	Ⅱ B	Ⅲ A	Ⅲ B	Ⅳ
T3	Ⅱ A	Ⅱ B	Ⅲ A	Ⅲ B	Ⅲ C	Ⅳ
T4a	Ⅱ B	Ⅲ A	Ⅲ A	Ⅲ B	Ⅲ C	Ⅳ
T4b	Ⅲ A	Ⅲ B	Ⅲ B	Ⅲ C	Ⅲ C	Ⅳ
任何 T，M1	Ⅳ	Ⅳ	Ⅳ	Ⅳ	Ⅳ	Ⅳ

表 10-1-8　2016 年第 8 版胃癌 TNM 分期（cTNM）

分期	M0				M1
	N0	N1	N2	N3	
Tis	0				Ⅳ B
T1	Ⅰ	Ⅱ A	Ⅱ A	Ⅱ A	Ⅳ B
T2	Ⅰ	Ⅱ A	Ⅱ A	Ⅱ A	Ⅳ B
T3	Ⅱ B	Ⅲ	Ⅲ	Ⅲ	Ⅳ B
T4a	Ⅱ b	Ⅲ	Ⅲ	Ⅲ	Ⅳ B
T4b	Ⅳ A	Ⅳ A	Ⅳ A	Ⅳ A	Ⅳ B
任何 T，M1	Ⅳ B	Ⅳ B	Ⅳ B	Ⅳ B	Ⅳ B

表 10-1-9　2016 年第 8 版胃癌新辅助化疗后 TNM 分期（ypTNM）

分期	M0				M1
	N0	N1	N2	N3	
T1	Ⅰ	Ⅰ	Ⅱ	Ⅱ	Ⅳ
T2	Ⅰ	Ⅱ	Ⅱ	Ⅲ	Ⅳ
T3	Ⅱ	Ⅲ	Ⅲ	Ⅲ	Ⅳ
T4a	Ⅱ	Ⅲ	Ⅲ	Ⅲ	Ⅳ
T4b	Ⅲ	Ⅲ	Ⅲ	Ⅲ	Ⅳ
任何 T，M1	Ⅳ	Ⅳ	Ⅳ	Ⅳ	Ⅳ

2016 年 10 月国际抗癌联盟（UICC）颁布了第 8 版胃癌 TNM 分期，新版分期系统由单一的分期更改为包括临床分期（cTNM)、病理分期（pTNM）及新辅助治疗后病理分期（ypTNM）的三个标准综合分期系统。

第 8 版胃癌 TNM 分期系统对于区域淋巴结再次着重强调检获足够数量的淋巴结对 N 分期的重要性，N 分期的变化则是 N3 的两个亚组在分期中的应用得以进一步细分，虽然从第 7 版分期开始就将 7~15 枚淋巴结转移与 15 枚以上淋巴结转移分别定义为 N3a 及 N3b，但在总的 TNM 分期系统中二者应用并无差异，仍然被划分为 N3 整体参与分期。在对全球 15 个国家的大数据进行生存分析中发现，N3a 和 N3b 两个亚组的患者生存期存在显著差异。故第 8 版分期系统将 N3a 和 N3b 两个亚组单独进行分期，造成原Ⅲ期部分亚组分期上升。

第二节　日本分期法的演变

日本胃癌研究会成立后，为统一日本的胃癌研究、临床治疗、流行病学资料及预后的判定，制定出日本胃癌处理规约。1962 年出版了第 1 版规约，当时将此规约命名为"胃癌研究会编（Japanese Research Society For Gastric Cancer）《外科病理胃癌处理规约（The General Rules For The Gastric Cancer Study In Surgery And Pathology）》"，之后陆续出版了 10 版。1985 年出版第 11 版时改称"《胃癌处理规约（The General Rules For The Gastric Cancer Study）》"。1993 年出版了第 12 版，1997 年日本胃癌学会成立取代了胃癌研究会，故 1999 年出版的第 13 版改称为"日本胃癌学会编（Japanese Classification of Gastric Carcinoma）胃癌处理规约（The General Rules For The Gastric Cancer Study）"，2010 年出版的第 14 版为最新版本。日本胃癌处理规约是日本学者们多年来对胃癌研究的经验总结，既有当前的实用性，又有对将来的指导性，是日本学者的研究结晶，也是全世界为胃癌研究积累的财富，多年来对我国的胃癌研究及治疗起到了很大地推动作用。

日本胃癌处理规约从第 1 版（1962 年）起就制定了分期标准，以后各版不断地修订。日本的胃癌分期是将原发灶浸润深度、淋巴结转移、腹膜转移、肝转移、腹腔脱落细胞学诊断以及其他远隔转移等因素以不同组合而形成。日本胃癌分期的演变，实际上与有关淋巴结分站及原发灶浸润深度表述不断变化密切关联。纵观历年日本胃癌处理规约中有关分期的规定，可见日本的胃癌分期随日本的研究成果不断完善，保持日本观点的同时，逐渐与 UICC 的 TNM 分期互相借鉴、靠拢，两者逐渐融合，其中 N（淋巴结转移）分类改动颇大。因日本分期方法过于繁杂，且日本胃癌规约先后修订了 14 个版本，限于篇幅，本节重点介绍第 11、12、13、14 版本中有关分期的含义和演变。

一、日本胃癌 PHNS 分期法

第 1~11 版胃癌规约制订了 PHNS 分期法，在分类中，该法以腹膜转移（P）、肝转移（H）、淋巴结转移（N）和浆膜面浸润程度（S）划分，未以胃壁实际侵犯深度（T）作为分期指标。1985 年第 11 版胃癌规约分期方法如下（表 10-2-1）。

表 10-2-1

	腹膜转移	肝转移	淋巴结转移	浆膜面浸润
Ⅰ	P0	H0	N（－）	S0
Ⅱ	P0	H0	N1（＋）	S1
Ⅲ	P0	H0	N2（＋）	S2
Ⅳ	P1 以上	H1 以上	N3（＋）、N4（＋）	S3

1. 肿瘤播种性转移程度

① P0：胃浆膜面、大网膜、小网膜、肠系膜、腹腔内脏器浆膜面以及腹壁、腹膜均无播种性转移；② P1：胃癌原发病灶附近腹膜（横结肠上部，含大网膜）有种植，远处腹膜无转移；③ P2：远处腹膜只有少许转移（仅有卵巢转移也归为 P2）；④ P3：远处腹膜广泛转移。

2. 肝转移程度

① H0：肝无转移；② H1：仅一叶肝转移；③ H2：两叶肝少数散在转移；④ H3：两叶肝多数散在转移。

183

3. 淋巴结转移程度

N1、N2、N3 和 N4 分别代表第 1、2、3 站淋巴结和远处淋巴结。①N（－）：淋巴结无转移；②N1（＋）：第 1 站淋巴结转移；③N2（＋）：第 2 站淋巴结转移；④N3（＋）：第 3 站淋巴结转移；⑤N4（＋）：远处淋巴结转移。

4. 浆膜面浸润程度

①S0：癌组织未浸润浆膜面；②S1：癌组织疑浸润浆膜面；③S2：癌组织明显浸润浆膜面；④S3：癌组织侵及其他脏器。

二、日本胃癌 TNHPCYM 分期法

1. 第 12 版胃癌处理规约（1993 年）吸取了 UICC 的 T 分期系统，将仅以浆膜浸润与否界定的 S 分类改为以胃壁内不同浸润深度界定的 T 分类。因本版规约中将分期分为手术所见分期及综合分期两部分，因此浸润深度也相应分为手术所见的浸润深度及组织学检查的浸润深度两部分。

2. 手术所见的 T 分类，用大写英文字母表示。①T1：癌侵犯黏膜（M）或黏膜下层（SM），本规定中 M 包括黏膜肌层；②T2：癌侵犯超过黏膜下层，限于固有肌层（MP）或浆膜下组织（SS）；③T3：癌侵犯超过浆膜下组织而达到浆膜或侵犯浆膜而暴露于腹腔（SE）；④T4：癌直接浸润于其他器官（SI）。

3. 组织学浸润深度分类，用小写英文字母表示。①t1：m 表示黏膜（含黏膜肌），sm 表示黏膜下组织；②t2：mp 表示固有肌层，ss 表示浆膜下组织；③t3：se 表示癌浸润至浆膜或侵犯浆膜而暴露于腹腔；④t4：si 表示癌浸出浆膜与其他器官直接浸润。

4. 自第 12 版胃癌处理规约出现 T 分类开始，日本分期才明确将早期胃癌归入胃癌分期中，从而可根据分期表很容易看出早期胃癌与进展期胃癌的区别及进展期胃癌各不同期别之间的区别，改进了 S 分类不能区别早期胃癌与进展期胃癌的不足。

5. 日本的 N 分类，历来是日本分期中最大的特点。日本学者对淋巴结转移规律研究的不断完善也导致 N 分类的不断变更。日本学者井上与兵一于 1936 年发表的"胃十二指肠、胰腺及膈肌的淋巴管系统"一文，奠定了日本

的胃淋巴流向研究的基石。据此，日本胃癌规约中依据井上的研究，把胃周的淋巴结根据解剖部位不同归纳总结为 16 个组群。不同的规约版本中，有所增加至 20 个组群淋巴结。为节省篇幅，本文仅介绍在第 14 版胃癌处理规约中，该版根据井上的论文重新修订的淋巴结解剖部位、命名（表 10-2-2），作为指导手术用，以前各版大同小异。

表 10-2-2　胃癌各部位淋巴结号码及名称

编号	淋巴结名称	编号	淋巴结名称
No.1	贲门右	No.12b	肝十二指肠韧带内（沿胆管）
No.2	贲门左	No.12p	肝十二指肠韧带内（沿门静脉）
No.3a	胃小弯（沿胃左动脉）	No.13	胰后
No.3b	胃小弯（沿胃右动脉）	No.14v	肠系膜上静脉旁
No.4sa	大弯左组（沿胃短血管）	No.14a	肠系膜上动脉旁
No.4sb	大弯左组（沿胃网膜左血管）	No.15	结肠中动脉旁
No.4d	大弯左组（沿胃网膜右血管）	No.16a1	腹主动脉旁 a1
No.5	幽门上	No.16a2	腹主动脉旁 a2
No.6	幽门下	No.16b1	腹主动脉旁 b1
No.7	胃左动脉	No.16b2	腹主动脉旁 b2
No.8a	肝总动脉干前组	No.17	胰前
No.8p	肝总动脉干后组	No.18	胰下
No.9	腹腔动脉旁	No.19	膈下
No.10	脾门	No.20	食管裂孔
No.11p	脾动脉干近侧	No.110	胸下部食管旁
No.11d	脾动脉干远侧	No.111	膈上
No.12a	肝十二指肠韧带内（沿肝动脉）	No.112	后纵隔

6. 第 11 版胃癌处理规约与以前多版相似，将胃周淋巴结依照与胃原发病灶引流方向远近的关系分为 1、2、3 站。第 12 版规约将此做了变更，同样是这些淋巴结组群，增加了第 4 站的规定。而相应的淋巴结转移程度分为 N0~N4 共 5 个等级，相应的手术方式为 D1~D4，以下为 12 版规约的 N 分类：

N0：第 1 站至第 4 站淋巴结均无转移；

N4：转移至第 4 站淋巴结；

N1：第 1 站淋巴结有转移，第 2、3、4 站淋巴结均无转移；

N3：转移至第 3 站淋巴结，第 4 站淋巴结无转移；

N4：转移至第 4 站淋巴结。

肿瘤播种性转移程度：

P0：胃浆膜面、大网膜、小网膜、肠系膜、腹腔内脏器浆膜面以及腹壁、腹膜无播种性转移；

P1：胃癌病灶邻近腹膜（在横结肠上部，包括大网膜）有种植，而远处（指横结肠以下腹膜和膈面）腹膜无转移；

P2：远处腹膜少数转移（仅卵巢转移作 P2）；

P3：远处腹膜多数转移。

肝转移程度：

H0：肝无转移；

H1：仅一叶肝转移 [右叶肝转移作 H1（dex），左叶肝转移作（sin）]；

H2：两叶肝少数散在转移；

H3：两叶肝多数散在转移。

本版有了腹腔脱落细胞学检查的概念，记为：cy（－），cy（±），cy（＋）。

本版规约分期见表 10-2-3。

表 10-2-3　综合分期

	N0	N1	N2	N3	P0H1N2 以下
T1	Ⅰa	Ⅰb	Ⅱ	Ⅲa	Ⅳa
T2	Ⅰb	Ⅱ	Ⅲa	Ⅲb	Ⅳa
T3	Ⅱ	Ⅲa	Ⅲb	Ⅳa	Ⅳa
T4	Ⅲa	Ⅲb	Ⅳa	Ⅳb	Ⅳb
P1H0T3 以下	Ⅳa	Ⅳa	Ⅳa	Ⅳb	
T4（一个脏器），N3，P1，H1 中含 2 个或以上因素为Ⅳb					
T4（复数脏器），N4，P2.3，H2.3，M1 中任一因素为Ⅳb					

第 13 版胃癌处理规约（1999 年）吸收了 UICC 分期法的合理部分，简化了淋巴结分站以及部分亚组，将淋巴结转移的站别从 12 版的 4 站改为 3 站，取消 N4 将其改为 M1，将淋巴结转移程度也分为 4 级（N0~N3）。简化了 P 分类和 H 分类，由原来的 0~3 级改为 0~1 级。正式增加了对腹腔脱落癌细胞的检测（CY）。在 TNM 分期前冠以 c、s、p、f 分别代表临床、手术、病理、最终分期。第 13 版胃癌处理规约中有关规定包括：

T 分类：①T1：癌侵犯仅至黏膜（M）或黏膜下层（SM）者，本规定中 M 包括黏膜肌层；②T2：癌侵犯超过黏膜下层，限于固有肌层（MP）或浆膜下组织（SS）；③T3：癌侵犯超过浆膜下组织而达到浆膜层或侵犯浆膜层而暴露于腹腔（SE）；④T4：癌直接浸润于其他器官（SI）；⑤Tx：癌侵犯深度不明者。

N 分类：本版规定中的 N 分类，根据肿瘤所占部位的淋巴流向，将胃的区域淋巴结分为三站（取消了第 12 版中有关第 4 站的规定），这些淋巴结中不包括所列区域淋巴结以外的淋巴结。如果那些淋巴结有转移，则列为 M1。

N0：淋巴结无转移；

N1：仅第 1 站淋巴结有转移；

N2：转移至第 2 站淋巴结；

N3：转移至第 3 站淋巴结；

N4：淋巴结转移程度不清楚者。

实际上胃周淋巴结是胃周固有的引流淋巴结，是客观存在的，将其分为不同的组群也是便于分析整理。但将这些淋巴结依其与胃原发灶部位的不同而分为不同的站别，则是根据学者们的研究结果而"人为"设定的，所以规约各不同版本之间的淋巴结分站有所不同。因此，日本的胃癌分期，因淋巴结转移规定的不同，造成了各版之间 N 分类的不同，引起了分期的变化。现将第 11~13 版规约对胃周淋巴结分站进行归纳整理（表 10-2-4），供读者阅读文献时对照参考，避免混淆。

肝转移：①H0：无肝转移；②H1：有肝转移；③Hx：肝转移情况不明。

腹膜转移：①P0：无腹膜转移；②P1：有腹膜转移；③Px：腹膜转移情况不明。

腹腔脱落细胞学检查：① CY0：腹腔脱落细胞学检查认为无癌细胞；② CY1：腹腔脱落细胞学检查认为有癌细胞；③ CYx：没有做腹腔脱落细胞学检查。

远隔转移：① M0：无除肝转移、腹膜转移及腹腔脱落细胞学检查阳性以外的转移；② M1：有除肝转移、腹膜转移及腹腔脱落细胞学检查阳性以外的转移；③ Mx：远隔转移情况不明。

M1 时，其转移部位必须记载如下：LYM（淋巴结），PLE（胸膜），MAR（骨髓），OSS（骨），BRA（脑），MEN（脑膜），SKI（皮肤），OTH（其他）（表 10-2-5）。

二、与国际胃癌 TNM 分期相整合的日本胃癌分期

第 13 版胃癌处理规约及以前各版本一直根据原发病灶的部位对淋巴结进行分站，并根据这种解剖学分站判定转移程度（N1、N2、N3、M1）。随着多年数据的积累和统计分析，规约对淋巴结的站别和廓清范围进行了修订和变更，但由于其复杂性使得非胃肠肿瘤专科的医生难以充分掌握，而且对于原发肿瘤部位和转移淋巴结的部位也缺乏客观的判断方法，难与国际研究接轨。第 14 版胃癌处理规约终于废弃了以解剖学部位划分的 N 分类，改为转移淋巴结枚数的 N 分类，首次与 UICC 的 TNM 分期整合，形成了统一的临床分期标准（表 10-2-6）。

T 分类

Tx 癌浸润深度不明者。

T0 没有癌。

T1 癌仅侵犯至黏膜（M）或黏膜下层（SM）者。① T1a：癌局限于黏膜层者（M）；② T1b：癌浸润仅至黏膜下层者（SM）。

T2 癌浸润超过黏膜下组织，浸润至固有肌层者（MP）。

T3 癌浸润超过固有肌层，浸润至浆膜下组织者（SS）。

表 10-2-5　胃癌淋巴结分站的演变

部位	站别	第 11 版	第 12 版	第 13 版
下部	N1	3、4、5、6	3、4、5、6	3、4d、5、6
	N2	1、7、8a、9	1、7、8a、9	1、7、8a、9、11p、12a、14v
	N3	2、8p、10、11、12、13、14v、14a、15、16、17、18、110、111	2、8p、10、11、12、13、14v、17、18	4sb、8p、12b、12p、13、16a1、16b1
	N4			
	M		14a、15、16、19、20	2、4sb、10、11d、14a、15、16a1、16b2、17、18、19、20、110、111、112
中部	N1	1、3、4、5、6	1、3、4、5、6	1、3、4sb、4d、5、6
	N2	2、7、8a、9、10、11	2、7、8a、9、10、11	7、8a、9、11p、12a
	N3	8p、12、13、14v、14a、15、16、17、18、110、111	8p、12、13、14v、15、16	2、4sa、8p、10、11d、12b、12p、13、14v、16a2、16b1
	N4			
	M		14a、15、16、19、20	14a、15、16a1、16b2、17、18、19、20、110、111、112
上部	N1	1、2、3、4s	1、2、3、4s	1、2、3、4sa、4sb
	N2	4d、5、6、7、8a、9、10、11	4d、5、6、7、8、9、10、11	4d、7、8a、9、10、11p、11d
	N3	8p、12、13、14v、15、16、17、18、111	8p、12、13、14v、17、18、19、110、111	5、6、8p、12a、12b、12p、16a2、16b1、19、20
	N4		14a、15、16a	
	M	14a、15、16、19、20		14a、15、16a1、16b2、17、18
全胃	N1	1、2、3、4、5、6	1、2、3、4、5、6	1、2、3、4sa、4sb、4d、5、6
	N2	7、8a、9、10、11	7、8a、9、10、11	7、8a、9、10、11p、11d、12a、14v
	N3	8p、12、13、14v、15、16、17、18、110、111	8p、12、13、14v、17、18、20、110、111	8p、12b、12p、13、16a2、16b1、19、20
	N4			13、14a、14v、15、16a1、16b2、17、18、110、111、112
	M	14a、15、16、19	14a、15、16、19	14a、15、16a1、16b2、17、18、110、111、112

表 10-2-5　第 13 版胃癌规约分期

	N0	N1	N2	N3
T1	Ⅰa	Ⅰb	Ⅱ	Ⅲa
T2	Ⅰb	Ⅱ	Ⅲa	Ⅳ
T3	Ⅱ	Ⅲa	Ⅲb	Ⅳ
T4	Ⅲa	Ⅲb	Ⅳ	Ⅳ
H1, P1, CY1, M1	Ⅳ	Ⅳ	Ⅳ	Ⅳ

表 10-2-6　分期

	N0	N1	N2	N3	任何 T/NM1
T1	Ⅰa	Ⅰb	Ⅱa	Ⅱb	Ⅳ
T2	Ⅰb	Ⅱa	Ⅱb	Ⅲa	Ⅳ
T3	Ⅱa	Ⅱb	Ⅲa	Ⅲb	Ⅳ
T4a	Ⅱb	Ⅲa	Ⅲb	Ⅲc	Ⅳ
T4b	Ⅲb	Ⅲb	Ⅲc	Ⅲc	Ⅳ
任何 T/NM1	Ⅳ	Ⅳ	Ⅳ	Ⅳ	Ⅳ

T4 癌浸润接近或侵出浆膜表面，或侵及其他器官者。① T4a：癌浸润接近浆膜表面，或侵破浆膜暴露于腹腔（SE）；② T4b 癌直接浸润其他器官（SI）。

N 分类

本版规约中将胃周淋巴结中第 1~12 组及第 14 组淋巴结为胃的区域淋巴结，这些淋巴结之外的淋巴结有转移时，定为 M1。

Nx 不明确区域淋巴结有无转移。

N0 区域淋巴结无转移。

N1 区域淋巴结有 1~2 个转移。

N2 区域淋巴结有 3~6 个转移。

N3 区域淋巴结有 7 个以上转移。① N3a：区域淋巴结有 7~15 个转移；② N3b：区域淋巴结有 16 个以上转移。

M分类

日本M分类的规定也多有变迁。第13版胃癌处理规约及以前各版本中，M1是指除胃周淋巴结转移、肝转移、腹膜转移及腹腔脱落细胞学检查阳性以外的转移，所以在分期表中会出现H1、P1、CY1、M1并列的现象。自第14版开始，重新规定如有胃周淋巴结转移以外的转移，均称之为M1。但记录中要标注肝（H）、腹膜（P）、腹腔脱落细胞学检查（CY）以及其他转移（如胃周淋巴结以外的淋巴转移及皮肤、肺、骨、骨髓、膈肌、肾上腺、卵巢转移等）。

Mx：区域淋巴结转移以外的转移不明。

M0：没有区域淋巴结转移以外的转移。

M1：有区域淋巴结转移以外的转移。

如有区域淋巴结转移以外的转移称为M1，应记录转移部位：淋巴结转移（LYM）、皮肤（SKI）、肺（PUL）、骨髓（MAR）、骨（OSS）、胸膜（PLE）脑（BRA）、肾上腺（ADR）、其他（OTH），比如腹膜后部、卵巢转移（Krukenberg瘤）。

在M1中，特别是腹膜转移（包括腹膜脱落细胞学诊断阳性）和肝转移按下述记载。

腹膜转移（P）（TNM：记载为M1 PER）：

Px：有无腹膜转移不明。

P0：无腹膜转移。

P1：有腹膜转移。

腹腔脱落细胞学检查（CY）（TNM：记载为CY+）：

CYx：没有做腹腔脱落细胞学检查。

CY0：腹腔脱落细胞学检查认为无癌细胞。

CY1：腹腔脱落细胞学检查认为有癌细胞。

CY1认为是M1，手术根治度为R1（CY+）。

肝转移（H）（TNM记载为M1 HEP）：

Hx 有无肝转移不明。

H0 无肝转移。

H1 有肝转移。

因此，要了解日本胃癌规约中分期的规定，必须要先了解各版本规约中对 T（或 S）、N、M 分类的规定。对照相应的规定来了解分期，不同版本中的 T、N、M 规定有所不同，所以不可在各版本之间互相套用。第 14 版胃癌处理规约以前的多版胃癌规约，除 T、N、M 三项外，尚强调肝转移（H）及腹膜转移（P），依据淋巴结与原发灶不同部位而区别，由近及远将任何有可能受累的淋巴结切除，指导手术范围，有其合理的一面。第 14 版胃癌处理规约中放弃淋巴结的站别，单纯以淋巴结转移个数来判定淋巴结转移程度，失去了日本分期原有的特点，不能全面反映转移淋巴结与胃原发病灶的关系。其实日本学者头脑里也并未完全放弃分站的理念，日本胃癌治疗指南第 3 版仍然对 D1 的 D2 淋巴结廓清范围作了限定，其实也是对 N1 和 N2 的另外一种表述。笔者认为第 13 版胃癌处理规约的分期标准尚有其合理性，在临床实践中 13 版和 14 版并用，在 D2 手术的框架下，保证足够的淋巴结检出数目，即可准确地分期，指导诊疗，也可判断预后。

第三节　中国胃癌分期

在胃癌分期方面，我国胃癌分期的颁布历史远不如国际抗癌联盟（UICC）、美国癌症联合会（AJCC）和日本癌症研究会（JCC）的分期悠久，也没有更多的版次更新，至今国内主要使用 UICC 的 TNM 分期法进行胃癌分期。

我国胃癌临床分期出现在 1978 年，当时由全国胃癌协作组参照 UICC 倡导的 TNM 分期法，根据原发病灶的大小、浸润深度、淋巴结转移程度及有无远处转移等条件，初步制订了我国的胃癌 TNM 分期法。当时在 UICC 的 TNM 分期尚未被广泛认同的年代，该分期法作为规范国内胃癌诊治的标准起到了积极的作用。随后，全国胃癌协作组的相关工作由中国抗癌协会胃癌专业委员会替代。20 世纪 80 年代中期，UICC 和 AJCC 统一的 TNM 分期被广泛接受，国内在 1989 年第 4 届全国胃癌学术会议上确定将此分期法作为我国胃癌的分期标准，至此国内开始普遍使用国际胃癌分期标准，未再对我国胃癌分期进行进一步修改。

一、胃癌 TNM 的定义

（一）原发肿瘤（T）

1. T1　不论肿瘤大小，癌灶局限于黏膜或黏膜下层的早期胃癌；

2. T2　癌灶侵及肌层，病灶不超过一个分区的 1/2；

3. T3　肿瘤侵及浆膜，或虽未侵及浆膜，但病灶已超过一个分区的 1/2，未超过 1 个分区；

4. T4　肿瘤已穿透浆膜，或大小已超过 1 个分区；

5. T4a　肿瘤超过 1 个分区或已侵出浆膜；

6. T4b　肿瘤侵及周围脏器或革囊胃。

（二）淋巴结转移（N）

1. N0　无淋巴结转移；

2. N1　邻近癌灶部位贴近于胃壁的第 1 站淋巴结有转移，包括贲门右、贲门左、胃小弯、胃大弯、幽门上、幽门下以及脾门淋巴结；

3. N2　远离癌灶部位的第 1 站淋巴结有转移（如胃窦癌有贲门旁或脾门淋巴结转移或贲门癌有幽门上下淋巴结转移），或有胃左动脉旁、肝总动脉干、脾动脉干及十二指肠后等第 2 站淋巴结的转移；

4. N3　有腹腔动脉旁、腹主动脉旁、肝十二指肠韧带周围、肠系膜根部及结肠中动脉周围的第 3 站淋巴结转移。

（三）远处转移（M）

1. M0　无远处转移；

2. M1　发生远处转移。

二、临床分期标准

1. Ⅰ期　无淋巴结转移或仅有邻近第 1 站淋巴结转移的早期胃癌，即 T1N0M0 或 T1N1M0。

2. Ⅱ期　癌肿侵及肌层或浆膜层，但病变范围未超过 1 个分区，没有淋巴结转移或仅有邻近第 1 站淋巴结转移，即 T2N0M0、T3N0M0、T2N1M0 和

T3N1M0。

3. Ⅲ期　癌肿侵出浆膜或癌肿已经超过1个分区，无淋巴结转移或仅有邻近第1站淋巴结转移，即T4N0M0和T4N1M0；或者不论肿瘤大小，凡有远隔部位的第1站淋巴结转移或第2站淋巴结转移，即任何TN2M0。

4. Ⅳ期　不论肿瘤大小，凡有远处转移或有肝十二指肠韧带、腹主动脉旁、肠系膜根部、结肠中动脉周围等第3站淋巴结转移，即任何TN3M0和任何TNM1（表10-3-1）。

表 10-3-1　中国胃癌分期

分期	M0				M1
	N0	N1	N2	N3	
M0					
T1	Ⅰ	Ⅱ	Ⅲ		
T2	Ⅰ	Ⅱ	Ⅲ		
T3	Ⅱ	Ⅱ	Ⅲ		
T4a	Ⅲ	Ⅲ	Ⅲ		
T4b					
M1					Ⅳ

三、中国胃癌分期的意义

中国胃癌分期标准在一定程度上汲取了当时 UICC、AJCC 和 JCC 分期之长，并对当时施行的 UICC 分期进行了改良，改变了当时 UICC 胃癌分期基本仿效 Dukes 分期的特点，将原发肿瘤情况和淋巴结转移情况进行融合统一，改变了无淋巴结转移即为Ⅰ期，出现淋巴结转移均归为Ⅲ期，出现远处转移为Ⅳ期的教条的分期方法。经过当时国内临床实践证实，其对患者预后判断具有一定的指导意义，各期之间 5 年生存率具有显著性差别。

（李其云　邹　俊）

参考文献

[1] Hermanek P, Sobin LH. International Union against Cancer(UICC)TNM Classification of malignant tumours[M].4th ed. NewYork: Springer-Verlag, 1987.

[2] Sobin LH, Wittekind C. International Union against Cancer(UICC)TNM Classification of malignant tumours[M].5th ed. NewYork: John Wiley & Sons, 1997.

[3] Sobin LH, Wittekind C. International Union against Cancer(UICC) TNM classification of malignant tumours[M]. 6th ed. NewYork: Wiley, 2002.

[4] Sobin LH, Gospodarowicz MK, Wittekind C. International Union against Cancer(UICC) TNM classification of malignanttumours[M]. 7th ed.New York: Wiley-Liss, 2010.

[5] AJCC Cancer Staging Manual[M]. 7th ed.New York: Springer, 2010.

[6] 日本胃癌研究会 . 胃癌处理规约 [M]. 第 11 版 . 东京 : 金原出版社 , 1985.

[7] 日本胃癌研究会 . 胃癌处理规约 [M]. 第 12 版 . 东京 : 金原出版社 , 1993.

[8] 日本胃癌研究会 . 胃癌处理规约 [M]. 第 13 版 . 东京 : 金原出版社 , 1999.

[9] 日本胃癌研究会 . 胃癌处理规约 [M]. 第 14 版 . 东京 : 金原出版社 , 2010.

[10]陈峻青 . 正确掌握当今胃癌淋巴结廓清术的站、号问题 [J]. 中国实用外科杂志 , 2005, 25(7): 385-387.

[11] 全国胃癌防治研家协作会议 . 胃癌的临床病理分期 [J]. 肿瘤学杂志 , 1978, 2: 92.

195

第十一章

胃癌的复发和转移

胃癌作为全球第四大肿瘤，在东亚、东欧和南美的发病率尤其高。当前胃癌的主要治疗手段是以外科手术为主结合辅助化疗等的综合性治疗，尽管如此，仍然有近 60% 的胃癌患者发生转移和扩散，其主要原因是多数胃癌患者在诊断时已经处于胃癌进展期。有文献报道早期胃癌的术后复发率为 1.5%~13.7%，进展期胃癌的术后复发率为 50%~70%。胃癌转移是导致胃癌术后患者死亡的主要因素。国内有报道胃癌术后 1、2、3、5 年累计复发率分别为 53.5%、80%、89.0% 和 96.3%。然而胃癌复发转移率在文献报道中差异很大，因为科学合理的复发转移率数据应符合如下条件：①以全体胃癌总例数为基准；②以病理组织学检查作为诊断复发转移的"金标准"；③至少经过 10 年以上的长期随访，且失访率较低。但在实际临床科研工作中，符合上述全部条件的报道极少。

一、胃癌复发转移形式

日本胃癌协会（JGCA）将胃癌复发转移形式分为 8 种：残胃复发、局部复发、腹膜转移、肝转移、肝外血行转移、淋巴结转移、多处转移和其他形式转移。临床中通常把胃癌转移形式分为三种：淋巴转移、腹膜转移和血行转移。血行转移在早期胃癌中更常见，而腹膜转移在进展期胃癌中更多见且多发生在术后

2 年内。日本胃癌研究会附属病院太田惠一朗等报告 1946—1990 年共行胃癌切除手术 8230 例，其中 2638 例（32.1%）复发。在 32.1% 复发中，12.3% 为腹膜复发，27.9% 为血行转移复发，5.2% 为局部复发，3.3% 为远隔淋巴结转移，0.7% 为残胃复发。意大利 3 个外科中心资料显示，胃癌根治切除后复发 441 例复发形式分布如下：①腹膜复发 77 例（17%），其中单部位复发 61 例，伴有其他部位复发 16 例；②局部区域性复发 96 例，其中淋巴结转移 49 例，残胃复发癌 13 例，胃床或邻近器官转移复发 34 例；③血行性复发 75 例，其中肝转移 57 例，肺转移 9 例，骨转移 5 例，皮肤转移 5 例，脑转移 1 例。不同复发形式在复发中所占的比例文献报道并不一致，因为不同地区不同医院收集资料的具体时间和病例差异较大，导致所得数据与实际情况存在一定差异。

二、胃癌复发转移的时间间隔

胃癌转移按时间划分又分为同时性转移和异时性转移，同时性转移是在诊断胃癌同时已经有淋巴结转移或远处转移；异时性转移是在胃癌诊断时未发生而在胃癌根治术后发生的转移，其中将诊断时无远处转移而根治性手术后出现的转移称为复发。对于胃癌复发的时间间隔分组，国内外学者尚未达成统一共识，国外一些学者将手术 2 年内的复发定义为早期复发，术后 2 年之后的复发定义为晚期复发。文献报道 75% 的复发患者在 2 年内死亡。韩国延世大学报道，胃癌平均复发时间为 21.8 个月（3~120 个月），72.4% 患者于 24 个月内复发，其余患者超过 24 个月复发。土耳其的一项研究表明，142 例均未接受术后辅助治疗的患者死于复发，其中早期复发组 102 例（72.0%）手术后 2 年内复发，后期复发组 40 例（28%）。还有西方少数学者选择以 3 年作为早、晚复发分界点。亚洲一些学者将复发时间分为三组，即术后 2 年内的复发为早期复发组，术后 2~5 年的复发为中期复发组，术后 5 年之后的复发为晚期复发组。

三、胃癌复发转移的临床因素

胃癌的淋巴转移与浸润深度、大体类型、生长方式、肿瘤大小、分化程度、脉管癌栓等临床病理学因素密切相关。进展期胃癌的淋巴结转移率约在 65%

以上，淋巴结转移率最高的是胃上部癌，其次是胃下部癌和胃中部癌。胃癌手术的淋巴结廓清范围是影响胃癌术后淋巴转移的重要临床因素。荷兰进行的一项多中心研究证明，D2 淋巴廓清术相对于 D1 手术，可以显著降低术后胃癌局部及淋巴转移的发生率（D2 手术 27%，D1 手术 36%）。术后辅助化疗也有助于降低进展期胃癌术后转移复发的发生率，尤其对于行 D1 淋巴廓清术和 R1 切除的胃癌患者。

胃癌术后腹膜复发转移约占 50%。胃癌细胞通过浸透浆膜层，脱落入腹腔，在腹腔内形成有生物活性的游离癌细胞，进而在腹膜上黏附增殖形成癌结节。文献报道浆膜层侵犯、Lauren 分型弥散型是腹膜复发的独立危险因素。在胃癌手术中，术中患者失血过多，积聚在腹腔中，使得血液有了接触腹膜的机会，促使血液中的白细胞和血小板等一定程度地激活，产生一系列包括血管内皮生长因子（VEGF）在内的活性因子，为肿瘤细胞的播散和生存提供了良好的微环境。Kamei 进行的一项临床研究发现，术中失血是进展期胃癌根治术后腹膜复发的独立危险因素。有研究报道 CEA、CA19-9、CA125 和 CA72-4 用于诊断胃癌腹膜转移的灵敏性分别为 19%、36%、46% 和 45%。组织分化类型也影响胃癌转移的发生，未分化类型肿瘤更容易发生腹膜转移。胃癌术后早期腹腔灌注化疗能降低腹膜转移发生率，研究报道甲氨蝶呤联合氟尿嘧啶对有浆膜层侵犯的胃癌根治术后患者行腹腔灌注化疗，明显降低了腹膜转移的发生率，改善了患者的生存预后。近年来，术中腹腔灌注化疗联合术后腹腔化疗（EIPL-IPC）的治疗方法取得良好的效果。前瞻性的多中心随机研究证明，有腹腔游离癌细胞但无明显腹腔转移的进展期胃癌患者的术后 5 年生存率显著高于术后腹腔化疗和单纯手术组（前者 43.8%，后者 4.6%）。术前新辅助化疗可降低胃癌局部复发转移发生。

胃癌的血行转移发生率低于淋巴结转移和腹膜转移，约占 20%，多发生于肝脏、肺脏、骨、卵巢等器官。Huang 进行的一项研究指出，通过原发肿瘤侵犯深度可以预测远处血行复发转移，脉管癌栓是血行转移的危险因素。肿瘤的 Lauren 分型将胃癌肿瘤组织分为肠内型、弥散型和混合型三种，国外多中心大样本研究表明，弥散型比肠内型更易发生腹膜转移（弥散型 34%，肠内型

9%），而肠内型比弥散型更易发生血行转移（肠内型 19%，弥散型 16%）。Borrmann 分型中，Ⅲ型和Ⅳ型中发生胃癌转移更常见。CEA 在胃癌肝转移患者中水平明显高于无肝转移患者。

对于胃癌根治术后患者来说，科学合理的随访十分重要，可以增加在转移复发早期或无症状期的诊断率，以达到对胃癌转移早发现、早治疗的目的。一般胃癌术后的随访内容为：在术后 3 年内每 3 个月行体格检查、血常规和肝肾功能检查；术后 3 年内每 6 个月行胸片、腹部 CT、胃镜和肿瘤标记物检查，以后 2 年可以每年行一次胸片、腹部 CT、胃镜和肿瘤标记物检查。当怀疑有转移发生时，随访项目可能还包括骨扫描、PET-CT、内镜下活检和细针穿刺活检等项目。

早期胃癌是指癌肿局限于胃黏膜层和黏膜下层，而不论病变的范围和有无淋巴转移。早期胃癌患者最常见的转移是淋巴结，转移率为 8.4%~20.1%，黏膜内胃癌的淋巴转移率为 2.6%~4.8%，而黏膜下层胃癌的淋巴转移率为 16.5%~23.6%。国内外研究文献报道，肿瘤≥2cm、黏膜下侵犯、未分化和淋巴管癌栓是早期胃癌淋巴结转移的独立危险因素。早期胃癌内镜下切除后的复发转移多发生在术后 2 年内，未分化型肿瘤、黏膜下层侵犯和脉管癌栓是危险因素，应该注意常规内镜随访。

199

四、胃癌复发转移的诊断检测

不同形式胃癌转移的预后不同，早期诊断检测可以为转移复发患者争取更好的治疗机会，进而改善患者的预后生存状况。CT 是胃癌术前分期和随访的重要依据手段，可以评估淋巴结转移情况，腹腔有无肿瘤以及远处脏器有无肿瘤转移，CT 检查的准确率为 60%~70%。Yoo 等报道回顾分析了 355 例行胃癌根治术患者，术后随访行 CT 检查作为复发依据，检出 196 例（55%）复发转移患者。磁共振检查对胃癌肿瘤的浸润深度和远处脏器转移的评估方面有较高的准确度。超声内镜是目前评估术前肿瘤分期较为准确的手段，评估 T 分期的准确率为 78%~92%，评估 N 分期的准确率为 63%~78%。PET-CT 在检测远处转移和局部复发转移中有较高的灵敏性（89.7%）和特异性（85.7%），对指导临床治疗有重要意义。肿瘤标记物可以作为肿瘤筛查和胃癌根治术后随访的常规检查项目，发生胃癌肝转移的患者 CEA 水平显著高于未发生胃癌肝转移的患者，CA19-9 可以作为胃癌腹膜转移的检测指标。此外，腹腔镜检查、腹腔细胞学检查、实时定量 PCR 等手段也应用于临床中胃癌转移的诊断和检测。

五、胃癌复发转移的预后和治疗

由于多数胃癌在诊断时已经处于进展期，因此术后转移复发的发生率很高，进而导致胃癌患者整体预后很差，其中复发转移患者预后更差。文献报道胃癌手术后转移复发的平均生存时间只有 8.7 个月。胃癌根治性切除后，约 80% 病例在短期内死亡，87% 死于局部区域性复发，30% 死于远处转移。国外研究报道 75% 的转移患者在转移发生 2 年内死亡。不同形式胃癌转移的预后不同，腹膜转移预后最差，其次是远处血行转移，生存期最长的是局部淋巴转移，有近 50% 的进展期胃癌患者死于腹膜复发。Ha 等学者报道 241 例胃癌复发转移患者的生存状况，腹膜转移、血行转移、局部复发转移的复发后中位生存期分别为 7 个月、9.5 个月、12.5 个月。Shiraishi 等对 138 例胃癌术后复发患者预后进行研究后指出，TNM 分期是影响胃癌根治术后复发患者预后的独立危险因素。陈凛等报道，胃癌淋巴转移 N3 患者中位生存期显著低于 N1 和 N2 期。原发肿瘤侵犯深度是胃癌术后的独立预后因素。高中分化的胃癌患者复发转移后的生存期长于低分化和未分化类型的胃癌患者。

大多数亚洲学者认为，标准的胃癌根治手术联合 D2 淋巴结廓清术可以显著提高胃癌患者的预后生存。根据美国国家综合癌症网络（National Comprehensive Cancer Network，NCCN）最新版胃癌指南及国内外大多数学者的共识，对胃癌患者进行标准的胃癌根治术 +D2 淋巴结廓清术也有助于降低术后胃癌转移的发生率及提高患者的预后生存状况。

胃癌转移后积极进行治疗的患者，包括手术治疗、动脉栓塞、全身化疗、腹腔化疗等，相对于未进行治疗的胃癌转移患者，会取得明显的生存获益。对于胃癌淋巴结转移患者，T3/4 期，N1~3M0，行 R0~2 切除者，可进行以氟尿嘧啶类（氟尿嘧啶或卡培他滨）为基础的化疗，或同时联合放疗，还可考虑疗效较好的多药联合化疗方案如 XELOX、ECF、XP、SOX、SP 等以改善胃癌淋巴转移患者的预后生存。

腹腔热灌注化疗是公认的杀灭游离癌细胞的最有效方法。梁寒等进行的研究表明，腹腔热灌注化疗可以降低胃癌术后腹膜转移的发生率及改善胃癌腹膜转移患者的生存预后。腹膜切除术是针对有明显转移灶的腹膜施行区域性的腹膜切除，如左上腹腹膜切除术、右上腹腹膜切除术、肝纤维包膜切除术、左右膈肌腹膜切除术和盆腔腹膜切除术等，其适应证为转移性病灶在腹膜分布有限而无肝转移和远处淋巴结转移的患者。腹膜切除术在治疗腹膜转移和延长术后生存时间方面有较显著疗效，腹膜切除手术可最大限度地减少肿瘤细胞的残留，对胃癌腹膜转移患者的预后有益。

单一病灶的远处脏器转移或孤立结节的腹腔转移可以考虑手术切除肿瘤病灶，能够完成根治性切除的转移患者 5 年生存率可达 20%。多发转移病灶的患者大多已无法达到 RO 根治切除，只能行姑息性手术。血行转移中最常发生的是肝转移，胃癌肝转移的姑息性手术适应证为：①有潜在的危及生命的可以通过肿瘤减容术缓解的症状，如梗阻、出血等；②可以通过肿瘤减容术降低肿瘤的代谢；③可以通过肿瘤减容术得到免疫学获益；④肿瘤减容术后可以使残留肿瘤对化疗更加敏感。胃癌肝转移还可以通过微波固化、射频消融、动脉栓塞等方式进行治疗，均可以一定程度地改善预后。

NCCN 2011 版胃癌指南推荐对于 KPS 评分 <60 分或 ECOG 评分 >3 分的胃癌患者进行最佳支持治疗（best supportive care），虽然最佳支持治疗对延长胃癌转移患者的预后生存期无明确证据，但可以减轻复发转移的肿瘤给患者带来的痛苦，为患者带来更高的生活质量。

（邹　俊）

参考文献

[1] Okano K, Maeba T, Ishimura K, et al. Hepatic resection for metastatic tumors from

gastric cancer[J]. Ann Surg, 2002, 235(1): 86-91.

[2] Buzzoni R, Bajetta E, Di Bartolomeo M, et al. Pathological features as predictors of recurrence after radical resection of gastric cancer[J]. Br J Surg, 2006, 93(2): 205-209.

[3] Eom BW, Yoon H, Ryu KW, et al. Predictors of timing and patterns of recurrence after curative resection for gastriccancer[J]. Dig Surg, 2010, 27(6): 481-486.

[4] Yoo CH, Noh SH, Shin DW, et al. Recurrence following curative resection for gastric carcinoma[J]. Br J Surg, 2000, 87(2): 236-242.

[5] Saka M, Katai H, Fukagawa T, et al. Recurrence in early gastric cancer with lymph node metastasis[J]. Gastric Cancer, 2008, 11(4): 214-218.

[6] Una E.Gastric cancer: predictors of recurrence when lymph-node dissection is inadequate[J]. World J Surg Oncol, 2009, 17(7): 69.

[7] 梁寒. 胃癌转移规律及防治策略 [J]. 中华普外基础与临床杂志, 2012, 19(1): 8-11.

[8] Kim JH, Park SS, Park SH, et al.Clinical significance of immunohistoche-mically-identified lymphatic and/or blood vessel tumor invasion in gastric cancer[J]. J Surg Res, 2010, 162(2): 177-183.

[9] Ll Jing-hui, ZHANG Shi-wu, LIU Jing, et al. Review of clinical investigation on recurrence of gastric cancer followingcurative resection[J]. Chin Med J(Chin), 2012, 125(8): 1479-1495.

[10]李玉明，詹文华，韩方海，等. 胃癌复发的类型、时间和危险因素分析 [J]. 中华外科杂志, 2006, 44(3): 174-176.

[11]Yokoyama T, Kamada K, Tsurui Y, et al. Clinicopathological analysis for recurrence of stage lb gastric cancer(according to the second English edition of the Japanese classification of gastric carcinoma)[J]. Gastric Cancer, 2011, 14(4): 372-377.

[12]Yonemura Y, Kawamura T, Bandou E, et al. The natural history of free cancer cells in the peritoneal cavity[J]. Recent Results Cancer Res, 2007, 169: 11-23.

[13]Maruyama M, Nagahama Y, Sato E, et al. Influence of intraperitoneal chemotherapy to a recurrence pattern of gastric cancer with serosal exposure[J]. Gan To Kagaku

Ryoho, 2007, 34(12): 1946-1948.

[14]Kuramoto M, Shimada S, Ikeshima S, et al. Extensive intraoperative pertioneal lavage as a standard prophylactic strategy for peritoneal recurrence in patients with gastric carcinoma[J]. Ann Surg, 2009, 250(2): 242-246.

[15]Liu J, Chen L.Current status and progress in gastric cancer with liver metastasis[J]. Chin Med J(Chin), 2011, 124(3): 445-456

[16]Shim JH, Yoo HM, Lee HH, et al. Use of laparoscopy as an alternative to computed tomography (CT) and positronemission tomography (PET) scans for the detection of recurrence in patients with gastric cancer: a pilot study[J]. Surg Endosc, 2011, 25(10): 3338-3344.

[17]Yonemura Y, Endou Y, Shinbo M, et al. Safety and efficacy of bidirectional chemotherapy for treatment of patients with peritoneal dissemination from gastric cancer: Selection for cytoreductive surgery[J]. J Surg Oncol, 2009, 100(4): 311-316.

[18]Roviello F, Marrelli D, de Manzoni G, et al. Italian Research Group for Gastric Cancer. Prospective study of peritonealrecurrence after curative surgery for gastric cancer[J]. Br J Surg, 2003, 90(9): 1113-1119.

[19]Sakar B, Karagol H, Gumus M, et al. Timing of death from tumor recurrence after curative gastrectomy for gastric cancer[J]. Am J Clin Oncol, 2004, 27(2): 205-209.

第十二章

胃癌的术后复查及随访

由于胃癌手术的复杂性，淋巴结清扫造成的上腹部较大的创伤，消化道重建引起的胃食管反流、胆汁反流、残胃炎、倾倒综合征以及营养不良等，均可能使病人在术后较长时间内持续或间歇性存在多种不适感或明显症状。因此即使早期胃癌患者也应每年做复查及随访。规律随访对于胃癌术后病人的心理支持、饮食指导，以及相关并发症的管理有积极的作用。

有研究发现，规律随访对于胃癌病人的远期生存结局没有影响，但是规律随访可以更早地发现肿瘤的复发及转移。若随访间期过长则不能尽早检出术后肿瘤复发或转移，例如对于残胃癌病人、孤立性肝转移病人则可能错过可切除阶段的再次手术机会。

复查建议：对于进展期胃癌病人行根治性手术并完成术后辅助化疗，术后患者2年内每3个月随访一次，2年后改为每6个月一次，随访5～7年，患者定期检查项目包括实验室检查、体检、胸片、腹部CT及肿瘤标志物检查。术后1年进行胃镜复查，每年1次。对于术后复发的诊断主要通过查询病史、体格检查、医学影像检查、病理生理检查及再手术时检查。

（胡继龙）

204

参考文献

[1] 胡建昆，陈心足，张维汉 . 胃癌病人术后随访策略 [J]. 中国实用外科杂志，2014，34（07）：669-671.